元·邓珍本

新编金匮方论

[东汉] 张仲景　著

[晋] 王叔和　集

[宋] 林億等　诠次

范登脉　校注

中国纺织出版社有限公司

图书在版编目（CIP）数据

元·邓珍本新编金匮方论 /（东汉）张仲景著；范
登脉校注 . -- 北京：中国纺织出版社有限公司，2022.3
ISBN 978-7-5180-1015-8

Ⅰ.①元… Ⅱ.①张… ②范… Ⅲ.①《金匮要略方
论》-注释 Ⅳ.① R222.32

中国版本图书馆 CIP 数据核字（2021）第 249207 号

责任编辑：樊雅莉　　责任校对：寇晨晨　　责任印制：王艳丽

中国纺织出版社有限公司出版发行
地址：北京市朝阳区百子湾东里 A407 号楼　邮政编码：100124
销售电话：010—67004422　传真：010—87155801
http://www.c-textilep.com
中国纺织出版社天猫旗舰店
官方微博 http://weibo.com/2119887771
三河市延风印装有限公司印刷　各地新华书店经销
2022 年 3 月第 1 版第 1 次印刷
开本：710×1000　1/16　印张：18.5
字数：241 千字　定价：88.00 元

凡购本书，如有缺页、倒页、脱页，由本社图书营销中心调换

点校凡例

底本　流传至今的《金匮要略》刊本主要有两个系统：一是元·邓珍本《新编金匮方论》系统，出自这一系统的主要有明·嘉靖俞桥刊本《新编金匮要略方论》、明·万历赵开美《仲景全书》本《金匮要略方论》、明·万历刊《古今医统正脉》之徐镕《金匮玉函要略方论》；二是明·洪武吴迁钞本《金匮要略方》系统。由于邓珍本系统最为通行，所以这次选用其作为底本，使用的版本是《中华再造善本丛书》影印北京大学藏元后至元六年庚辰（1340）樵川邓珍序刻、明·嘉靖修补本《新编金匮方论》，简称"邓本"。

校本　本书以明·洪武吴迁钞本《金匮要略方》、明·嘉靖俞桥刊本《新编金匮要略方论》、明·万历赵开美翻刻《仲景全书》本《金匮要略方论》、明·万历徐镕《金匮玉函要略方论》为主要参校本，其他旁校之本主要有《金匮玉函经》《伤寒论》《脉经》《千金翼方》《外台秘要方》等。兹将所引书名及版本列举如下。

《金匮要略方》：上海科学技术文献出版社 2011 年 4 月影印上海图书馆藏明·洪武二十八年（1395）吴迁据祝均实藏古本钞本，简称"吴本"。

《新编金匮要略方论》：《四部丛刊初编·子部》所收上海商务印书馆缩印明·嘉靖俞桥刊本，简称"俞本"。

《金匮要略方论》:中医古籍出版社1997年6月影印中国中医科学院藏明·万历二十七年（1599）己亥赵开美翻刻《仲景全书》本,简称"赵本"。

《金匮玉函要略方论》:《四部丛刊初编·子部》所收上海涵芬楼影印明刊《古今医统正脉》徐镕本。简称"徐本"。

《伤寒论》:中医古籍出版社1997年6月影印中国中医科学院藏明万历二十七年（1599）己亥赵开美翻刻《仲景全书》本。

《金匮玉函经》:康熙五十五年（1716）刊行的陈世杰本。

《脉经》:《东洋善本医学丛书》影印静嘉堂文库所藏仿宋何大任本。

《千金翼方》:1955年人民卫生出版社影印日本文政十二年重雕元大德本。

《外台秘要方》:《东洋善本医学丛书》影印静嘉堂文库所藏宋版《外台秘要方》。

其他所引,随文标注。

目次 邓珍本卷前原有"《新编金匮方论》目录"一卷,文字与正文稍有不同,这次整理,为方便检阅,依据正文重新编撰目次,置于卷首。原书"《新编金匮方论》目录"则附载卷末。

文字 底本使用简体字。其中,大字正文下的夹注,用比正文小一号的字迻录在"（ ）"内。明显的错字,如"己"误为"巳","丸"误为"九","犬"误为"大"径予改正;属于《异体字整理表》中的异体字,按照出版物用字规范,改为正字;有区别意义时,则根据具体情况保留异体字、繁体字。以上均不出校记。至于"问答"之"荅"、表示"以上"意思的"右"等之类,则严格遵照底本迻录,不敢擅作更改。底本可以确定的误字,仿照中华书局点校《二十四史》之例,用"（ ）"括起,并使用比正文小一号的字,正确的文字则写在"〔 〕"里,用与正文字号相同的字,并出校记说明校改依据;其他可供参考的校勘意见，在校记中说明，不敢轻易改动底本文字。

校记 本次采用详校方式。明·洪武吴迁钞本《金匮要略方》虽发现较晚，但自成系统，钞写端正清晰，文字精准，校刊细致，常能订正诸本讹误。所以，这次整理将吴迁钞本的异文尽量写入校记中。对于出自元·邓珍本系统的俞桥本、赵开美本、《古今医统正脉》之徐镕本有意义的异文，也尽量录入校记之中。其他参校之本有意义的异文，也尽量写入校记。少数词语的词义及用法特别，也偶在校记中及之。详细注释，待他日从容为之。

目　次

邓珍 序

　　圣人设医道以济夭枉，俾天下万世人尽天年，博施济众，仁不可加矣。其后继圣开学，造极精妙，著于时、名于后者，和缓扁仓之外，亦不多见。信斯道之难明也与！汉长沙太守张仲景以颖特之资径造阃奥，于是採摭群书，作《伤寒卒病论方》，合十六卷，以淑后学。遵而用之，困甦废起，莫不应效若神。迹其功在天下，犹水火谷粟然，是其书可有而不可无者也。惜乎后之传者止得十卷，而六卷则亡之。宋翰林学士王洙偶得杂病方三卷于蠹简中，名曰《金匮方论》，即其书也。丰城之剑不终埋没，何其幸耶！林亿等奉旨校正，并板行于世。今之传者，复失三卷，岂非世无和氏，而至宝妄伦于荆石与？

　　仆幼嗜医书，旁索群隐，乃获于盱之丘氏，遂得与前之十卷表里相资，学之者动免掣肘。鸣呼！张茂先尝言：神物终当有合。是书也，安知不有所待而合显于今也？故不敢秘，特勒诸梓，与四方共之。由是张氏之学不遗，轩歧之道昭著，林林总总，寿域同跻，岂曰小补之哉？

　　后至元庚辰岁七夕日，樵川玉佩邓珍敬序。

《新编金匮方论》序 [1]

张仲景为《伤寒卒 [2] 病论》，合十六卷，今世但传《伤寒论》十卷，杂病未见其书，或于诸家方中载其一二矣。翰林学士王洙在馆阁日，于蠹简中得仲景《金匮玉函要略方》三卷，上则辨 [3] 伤寒，中则论杂病，下则载其方并疗妇人，乃录而传之士流，才数家耳。尝以对方证对 [4] 者施之于人，其效若神。然而或有证而无方，或有方而无证，救疾治病，其有未备。

国家诏儒臣校正医书，臣奇先校定《伤寒论》，次校定《金匮玉函经》，今又校成此书，仍以逐方次于证候之下，使仓卒之际便于检用也。又採 [5] 散在诸家之方，附于逐篇之末，以广其法。以其伤寒文多节略，故所 [6] 自杂病以下，终于饮食禁忌，凡二十五篇，除重复 [7]，合 [8] 二百六十二方，勒成上中下三卷，依旧名曰《金匮方论 [9]》。臣奇尝读《魏志·华佗传》云："出书一卷，曰：此书可以活人。"每观华佗凡所疗病，多尚奇怪，不合圣人之经。臣奇谓活人者，必仲景之 [10] 书也。大哉 [11]，炎农圣法，属我盛旦。恭惟主上丕承大统，抚育 [12] 元元，颁行方书，拯济疾苦，使和气盈溢而万物莫不尽和矣。

太子右赞善大夫臣高保衡、尚书都官员外郎臣孙奇、尚书司封郎中充秘阁校理臣林亿等传 [13] 上。

【校注】

[1] 吴本"《新编金匮方论》序"作"《校正金匮要略方》叙"。

[2] 徐本"卒"作"杂"。

[3] 俞本、赵本、徐本"辨"并作"辩"。

[4] 吴本"对方证对"作"方证对病"。徐本作"方证对"。

[5] 吴本"採"作"采"。

[6] 吴本、俞本"所"并作"取",徐本作"断"。

[7] 吴本"复"作"杂"。

[8] 吴本"合"误作"各"。

[9] 吴本"金匮方论"作"金匮要略方"。

[10] 吴本无"之"。

[11] 吴本"哉"误作"抵"。

[12] 俞本"育"误作"育"。

[13] 吴本"传"作"谨"。

仲景《金匮》录歧黄《素》、《难》 [1] 之方近将千卷,患其混杂烦重,有求难得,故周流华裔九州之内,收合奇异,捃拾遗逸 [2],拣选诸经筋髓,以为《方论》 [3] 一编,其诸救疗暴病,使知其次第。凡此药石者,是诸仙 [4] 之所造,服之将之,固无夭横。或治疗不早,或被师误,幸具详焉 [5]。

【校注】

[1] 吴本 "《素》、《难》" 二字倒乙。

[2] 吴本 "捃拾遗逸" 下有 "撰而集之" 四字。

[3] 吴本 "方论" 作 "要略"。

[4] 吴本 "仙" 作 "神仙"。

[5] 自 "仲景《金匮》" 至 "幸具详焉"，原本作小字，较正文低四字。

《金匮方论》序[1]

【校注】

[1] 吴本 "《金匮方论》序" 作 "《金匮要略方》叙"，置于 "太子右赞善大夫臣高保衡、尚书都官员外郎臣孙奇、尚书司封郎中充秘阁校理臣林亿等传上" 之后。赵本无。

新编金匮方论卷上 [1]

尚书司封郎中充秘阁校理臣　林亿等诠次

晋　王叔和　集

汉　张仲景　述 [2]

○脏腑 [3] 经络先后病脉证第一 [4]

论十三首　脉证二条 [5]

【校注】

[1] 吴本作"金匮要略方卷上"。

[2] 吴本作"汉 张仲景述 晋 王叔和集 臣 林億等诠次"。下同。

[3] 脏腑：吴本作"藏府"。按，吴本"脏""腑"例作"藏""府"。下同，不复出校。

[4] 按，吴本"藏府经络先后病脉证第一"在下1.2节"理者，是皮肤藏府之文理也"下"第一"至"第十"目次之后。

[5] 吴本无此八字。

1.1[1] 问曰：上工治未病，何也？○师曰：夫治未病者，见肝之病，知肝传脾，当先实脾。四季 [2] 脾王 [3] 不受邪，即勿 [4] 补之。中工不晓相传，见肝之病，不解实脾，惟治肝也 [5][6]。

夫肝之病，补用醋 [7]，助用焦苦，益用甘味之药调之。酸入肝，焦苦入心，甘入脾。脾能伤肾，肾气微弱，则水不行；水不行，则心火气盛，[心火气盛] [8]，则伤肺；肺被伤，则金气不行；金气不行，则肝气盛，则肝自愈 [9]。此治肝补脾 [10] 之要妙也。肝虚则用此法，实则不在用之。

经曰："虚，虚 [11]；实，实 [12]。补不足，损有馀。"是其义也。馀藏准此。

【校注】

[1] 原本无编号，是点校者为了称引方便所加的。

[2] 四季：四时的季月（辰、未、戌、丑），即春之三月，夏之六月，秋之九月，冬之十二月。或说该月末各十八日。《汉书卷二十一上·律历志第一上》："以阴阳言之，太阴者北方，……于时为冬；……太阳者南方，……于时为夏；……少阴者西方，……于时为秋；……少阳者东方，……于时为春；……中央者，阴阳之内，四方之中，经纬通达，乃能端直于时，为四季。"

[3] 吴本"王"作"正"。正，治理。

[4] 徐本"勿"作"无"。

[5]《难经·七十七难》有与此节相关的内容，作："经言上工治未病，中工治已病者，何谓也？然。所谓治未病者，见肝之病，则知肝当传之与脾，故先实其脾气，无令得受肝之邪，故曰治未病焉。中工者，见肝之病，不晓相传，但一心治肝，故曰治已病也。"

[6] 此节举例以明"上工治未病"之理，且以肝实之病治疗为例，说明如何"治未病"，以及治病应当考虑四时阴阳升降盛衰的道理。

[7] 醋，酸也。吴本、赵本、徐本并作"酸"。按："夫肝之病，补用酸"，不合天地阴阳四时五脏苦欲补泻之道，与《黄帝内经》理论相悖，存疑。尤在泾云："酸入肝"以下十五句，疑非仲景原文，类后

人谬添注脚，编书者误收之也。再按：肝乃得名于"戛"、"乾"，为东方苍龙之象，故主动、主升，主生生不息。《临证指南医案》："故肝为风木之脏，……其性刚，主动，主升。"《素问·至真要大论第七十四》："帝曰：善。五味阴阳之用何如？歧伯曰：辛甘发散为阳，酸苦涌泄为阴，咸味涌泄为阴，淡味渗泄为阳。六者，或收或散，或缓或急，或燥或润，或奭或坚，以所利而行之，调其气，使其平也。"又《素问·藏气法时论第二十二》："辛散，酸收，甘缓，苦坚，咸奭。"又："肝苦急，急食甘以缓之。""肝欲散，急食辛以散之，用辛补之，酸写之。""心苦缓，急食酸以收之。""心欲奭，急食咸以奭之，用咸补之，甘写之。""脾苦湿，急食苦以燥之。""脾欲缓，急食甘以缓之，用苦写之，甘补之。""肺苦气上逆，急食苦以泄之。""肺欲收，急食酸以收之，用酸补之，辛写之。""肾苦燥，急食辛以润之。""肾欲坚，急食苦以坚之，用苦补之，咸写之。"另，《素问》"七篇大论"五运太过、不及，六气司天在泉及胜复主客对此也有全面的论述，均可参正。

[8] 心火气盛：吴本重"火气盛"，俞本重"心火气盛"，兹据俞本补。

[9] 俞本"则肝自愈"上有"故实脾"三字。吴本笺云："'则'字上落'肝气盛'三字。"

[10] 吴本夺"脾"。

[11] 虚，虚：虚者，用治虚之法治之。

[12] 实，实：实者，用治实之法治之。

1.2 夫人禀五常，因风气而生长。风气虽能生万物，亦能害万物，如水能浮舟，亦能覆舟。若五脏[1]元真通畅，人即安和；客气邪风[2]，中人多死。千般疢难[3]，不越三条：一者，经络受邪入脏腑[4]，为内所因也。二者，四肢九窍，血脉相传，壅塞不通，为外皮肤所中也[5]。三者，房室、金刃、虫兽所伤。以此[6]详[7]之，病由都尽。

若人能养慎，不[8]令邪风干忤经络；适中经络，未流传腑脏[9]，即医治之；四肢才[10]觉重滞，即导引吐纳，针[11]灸膏摩，勿令九窍闭塞[12]；更能无犯王法、禽兽灾伤，房室勿令竭乏[13]，服食节其冷热苦酸辛甘，不（遗）[遣][14]形体有衰，病则无由入其腠理。腠者，是三焦通会元真之处，为血气所注；理者，是皮肤脏腑[15]之文理也[16]。

【校注】

[1] 吴本"脏"作"藏"。下或同，不复出校。

[2] 客气邪风：客气，非常之气。具有临时性，流动不居，如"客"（敌国）入伐他国而伤害其国者。邪风，四时之气不按时居位，是为邪风，或太过，或不及。其中，相冲之位的虚邪最为有害。

[3] 疢 chèn 难：病患。

[4] 吴本"脏腑"作"藏府"。下"脏""腑"同，或不复出校。

[5] 以上二者都与外邪有关，唯病邪或深入阴位，在脏腑；或滞留阳位，在躯体血脉。经络受邪入脏腑，是因为处内的脏腑虚损，外邪进入经络，乘虚而入，伏于虚损脏腑而成脏腑之病。"四肢九窍，血脉相传，壅塞不通，为外皮肤所中也"，是因为脏腑正气尚不甚虚，病邪从外皮肤进入人体，伏于躯体血脉之中而成躯体之病。详参《素问·调经论第六十二》《灵枢·百病始生第六十六》等篇。

[6] 俞本"此"误作"凡"。

[7] 详：求。

[8] 吴本"不"作"莫"。

[9] 吴本"腑脏"作"府藏"。

[10] 吴本"才"误作"亦"。

[11] 吴本"针"作"针"。

[12] 邓本"闭"下一字残损，吴本、俞本、赵本作"塞"，兹据录正。

[13] 吴本、俞本"乏"作"之"。

[14] 吴本、赵本"遗"作"遣"。遣，使也。义长，据改。

[15] 吴本"脏腑"作"藏府"。

[16] 按，吴本此下有第一至第十篇目次："藏府经络先后病脉证第一；痉湿暍病脉证第二；百合狐惑阴阳毒病脉证并治第三；疟病脉证并治第四；中风历节病脉证并治第五；血痹虚劳病脉证并治第六；肺痿肺痈咳嗽上气病脉并证治第七；奔肫气病脉证并治第八；胸痹心痛短气病脉证并治第九；腹满寒疝宿食病脉证并治第十。"目次之下是"藏府经络先后病脉证第一"。

1.3 问曰：病人有气色见[1]于面部，愿闻其说。○师曰：鼻头色青[2]，腹中痛；苦冷者，死（一云：腹中冷，苦[3]痛者，死。）。鼻头色微黑者，有水气；色黄者，胸[4]上有寒；色白者，亡血也[5]。设微赤非时者，死。其目正圆者，（痊）[痓][6]，不治。又，色青，为痛；色黑，为劳；色赤，为风；色黄者，便难；色鲜明者，有留饮。

【校注】

[1] 见：现。

[2] 吴本"色青"作"青色"。

[3] 徐本"苦"作"若"。

[4] 吴本"胸"字多作上"凶"下"月"形。下或同，不复出校。

[5] 吴本"也"误作"色"。

[6] 徐本"痊"作"痓"。按："痊"乃"痓"字之误，据改。下同，不复出校。俞本误作"痊"。

1.4 ○师曰：病人语声寂[1]然，喜惊呼者，骨节间病[2]；语声喑喑然不彻者，心膈间病；语声啾啾[3]然细而长者，头中病（一作痛）。

【校注】

[1] 吴本"寂"下有重文符。

[2] 病：痛。

[3] 啾 jiū 啾：小声貌。

1.5 ○师曰：息摇肩者，心中坚；息引胸中上气者，咳；息张口短气者，肺痿，唾沫。

1.6 ○师曰：吸而微数，其病在中焦，实也，当下之即愈；虚者不治。在上焦者，其吸促；在下焦者，其吸远。此皆难治。呼吸动摇振振者，不治。

1.7 ○师曰：寸口脉动者，因其王时而动。假令肝王，色青。四时各随其色。肝色青，而反色白，非其时色脉，皆当病。

1.8 问曰：有未至而至，有至而不至，有至而不去，有至而太过，何谓也？○师曰：冬至之后，甲子夜半少阳起，少（阴）[阳][1]之时阳始生，天得温和。以未得甲子，天因温和，此为未至而至也；以[2]得甲子，而天未温和，此为至而不至也；以得甲子，而天大寒不解，此为至而不去也；以得甲子，而天温如盛夏五六月时，此为至而太过也。

【校注】

[1] 俞本、徐本"少阴"作"少阳"。《难经·七难》："冬至之后，初得甲子，少阳王。"作"少阳"义长。吴本笺云："阴字误，当作阳。"据改。

[2] 以：已。下"以得甲子"之"以"同。

1.9 ○师曰：病人脉浮者在前[1]，其病在表；浮者在后[2]，其病在里，腰痛背强不能行，必短气而极也[3]。

【校注】

[1] 前：谓关前。

[2] 后，谓关后。

[3] 极：疲惫。吴本"极也"作"极恐"。

1.10 问曰：经云，厥阳独行，何谓也？〇师曰：此为有阳无阴，故称厥阳。

1.11 问曰：寸脉沈[1]大而滑，沈则为实，滑则为气，实气相搏，血气入脏[2]即死，入腑[3]即愈。此为卒厥[4]。何谓也？〇师曰：唇口青，身冷，为入脏[5]，即死；（知）[如][6]身和汗自出，为入腑[7]，即愈。

【校注】

[1] 俞本"沈"作"沉"。沈、沉古今字。

[2] 吴本"脏"作"藏"。

[3] 吴本"腑"作"府"。

[4] "厥"通"蹶"。突然倒地。

[5]《脉经卷第八·平卒尸厥脉证第一》"唇口青，身冷，为入脏"作"不知人，唇青，身冷，为入藏"。吴本"脏"作"藏"。

[6] 吴本、俞本、赵本、徐本、《脉经卷第八·平卒尸厥脉证第一》"知"并作"如"，据改。

[7]《脉经卷第八·平卒尸厥脉证第一》"知身和汗自出，为入腑"作"如身温和，汗自出，为入腑"。吴本"腑"作"府"。

1.12 问曰：脉脱[1]入脏[2]即死，入腑[3]即愈，何谓也？〇师曰：非为一病，百病皆然。譬如浸淫疮，从口起流向四肢者，可治；从四肢流来入口者，不可治。病[4]在外者，可治；入里者，即死。

【校注】

[1] 脱：倘若；倘或。

[2] 吴本"脏"作"藏"。

[3] 吴本"腑"作"府"。

[4] 吴本"病"上有"诸"字。

1.13 问曰：阳病[1]十八，何谓也？○师曰：头痛，项、腰、脊、臂、脚掣痛。阴病[2]十八[3]，何谓也？○师曰：咳上气、喘、哕、咽[4]、肠鸣、胀满、心痛、拘急。五脏[5]病各有十八，合为九十病。人又有六微，微有十八病，合为一百八病。五劳七伤六极、妇人三十六病[6]，不在其中。清邪居上，浊邪居下。大邪中表，小邪中里。谷饪之邪从口入者，宿食也。五邪中人，各有法度：风中于前，寒中于暮；湿伤于下，雾伤于上。风令脉浮，寒令脉急。雾伤皮腠，湿流关节，食伤脾胃。极寒伤经，极热伤络。

【校注】

[1] 阳病：谓躯体之病。

[2] 阴病：谓胸腹腔内的脏腑之病。

[3] 吴本"阴病十八"上有"问曰"。

[4] 咽 yè：噎塞不通。

[5] 吴本"脏"作"藏"。

[6] 五劳七伤六极、妇人三十六病：详参《巢氏诸病源候总论卷三虚劳病诸候上·虚劳候》。

1.14 问曰：病有急当救里、救表者，何谓也？○师曰：病，医下之，续得下利清谷不止，身体疼痛者，急当救里；后身体疼痛，清便自调者，急当救表也。

1.15 ○夫病痼疾，加以卒病，当先治其卒病，后乃治其痼疾也。

1.16 ○师曰：五藏病各有得者，愈。五藏病各有所恶，各随其所不喜者为病。病者素不应食，而反暴思之，必发热也。

1.17 ○夫诸病在藏，欲攻[1]之，当随其所得而攻之。如渴者，与猪苓汤。馀[2]皆仿此。

【校注】

[1] 攻：治理；治疗。

[2] 吴本"馀"作"他"。

○痉[1]湿暍病脉证[2]第二（暍音谒[3]）

论一首　脉证十二条　方十一首[4]

【校注】

[1] 痉：原本作"痓"chì。痓，恶也，与经文文义不符。当作"痉"，俗书传写之误。下同，不复出校。痉，以身体强直或强急为主要临床表现的疾病。

[2] 吴本"脉证"下有"并治"。

[3] 赵本、徐本无此三字夹注。

[4] 吴本作"脉证一十六条，论一首，方一十一首"。

2.1 太阳病，发热无汗，反恶寒者，名曰刚（痓）[痉]（一作痉，馀同）。

2.2 ○太阳病，发热汗出而不恶寒[1]，名曰柔（痓）[痉]。

【校注】

[1]《脉经卷第八·平痉湿暍脉证第二》"不恶寒"下有"者"字。

2.3 ○太阳病，发热，脉沈而细者，名曰（痓）[痉]。为难治。

2.4 ○太阳病，发汗太多，因致（痓）[痉]。

2.5 ○夫风病，下之则（痓）[痉]；复发汗，必拘急[1]。

【校注】

[1] 吴本此条十三字在 2.9 前。

2.6 ○疮家，虽身疼痛，不可发汗，汗出则（痓）[痉][1]。

【校注】

[1] 吴本此条十四字在 2.10 后。

2.7 病者身热足寒，颈项强急，恶寒，时头热，面赤目[1]赤，独头动摇，卒口噤，背反张者，（痓）[痉]病也。

【校注】

[1] 吴本、《伤寒论卷第二·辨痉湿暍脉证第四》、《金匮玉函经卷二·辨痉湿暍第一》、《脉经卷第八·平痉湿暍脉证第二》、《千金翼方卷九·太阳病用桂枝汤法第一》"目"并作"目脉"。

2.8 若发其汗者[1]，寒湿相得，其表益虚，即恶寒甚。发其汗已，其脉如蛇[2]（一云其脉浛浛[3]），暴腹胀大者，为欲解；脉如故，反伏[4]弦者，（痓）[痉][5]。

【校注】

[1] 吴本无"若","发其汗者"上有"痉病"二字，另起一行。

[2]《金匮玉函经卷二·辨痉湿暍第一》《脉经卷第八·平痉湿暍脉证第二》"其脉如蛇"作"其脉浛浛如蛇"。

[3] 浛浛：光滑的样子。俞本"浛浛"误作"沧沧"，赵本作"浛"，不重。

[4]《金匮玉函经卷二·辨痉湿暍第一》"伏"作"复"。

[5]《金匮玉函经卷二·辨痉湿暍第一》《脉经卷第八·平痉湿暍脉证第二》"痉"上有"必"。按，邓本自"○暴腹胀大者"下另起一行。吴本自"若发其汗者"以下另起一行，吴本、《脉经卷第八·平痉湿暍脉证第二》"暴腹胀大者"紧接"其脉如蛇"句下，义长，兹并为一节。

2.9 ○夫（痓）[痉]，脉按之紧如弦[1]，直上下行（一作筑筑而[2]弦。《脉经》云："[痉家][3]，其脉伏坚，直上下[4]。"）。

【校注】

[1]《金匮玉函经卷二·辨痉湿暍第一》《脉经卷第八·平痉湿暍脉证第二》《针灸甲乙经卷七·第四》"脉按之紧如弦"作"脉来按之筑筑而弦"。

[2] 筑筑：紧貌。而，如。

[3] 痉家：据俞本、赵本补。

[4] 吴本无此夹注。徐本无"《脉经》云，其脉伏坚，直上下"以下十一字。

2.10 ○（痓）[痉]病，有灸疮，难治。○《脉经》云：（痓）[痉]家，其脉伏坚，直上下[1]。

【校注】

[1] 吴本无"《脉经》云"以下十二字。

2.11 太阳病，其证备，身体强，几几然[1]，脉反[2]沈迟，此为（痓）[痉]，括蒌[3]桂枝汤主之。

括蒌桂枝汤方[4]

括蒌根二两　　　桂枝三两　　　芍药三两

甘草二两　　　　生姜三两　　　大枣十二枚[5]

右六味[6]，以水九升，煮取三升[7]，分温三服，取微汗。汗不出，食顷，啜热粥发之[8]。

【校注】

[1] 几几：典出《诗经·豳风·狼跋》，威严庄重的样子。作威严庄重之态，必身体挺直，全身肌肉高度紧张，是为"几几然"。说详拙著《黄帝内经素问校补》该条。

[2]《金匮玉函经卷二·辨痉湿暍第一》《脉经卷第八·平痉湿暍脉证第二》无"反"。

[3] 吴本"括蒌"作"栝楼"。下或同，不复出校。

[4] 吴本无"括蒌桂枝汤"，"方"字属上"主之"后。按，吴本之例，"某某汤主之"之后，多但书一"方"字，下面不重出"某某汤方"。

[5] 吴本作"括蒌根式两；桂枝叁两，去皮；芍药叁两；甘草式两，炙；生姜叁两，切；大枣拾式枚，擘"。按，吴本方中药物剂量数字多大写，作"壹""式""叁""肆""伍""陆""柒""捌""玖""拾"。下同，或不出校。各药之下多书炮制方法。

[6] 吴本"右六味"下有"㕮咀"。按，吴本"右×味"下，例有"㕮咀"。

[7] 吴本 "煮取三升" 下有 "去滓"。按，吴本 "煮取 × 升" 下，例有 "去滓"。

[8] 徐本无 "之"。

2.12 太阳病，无汗而小便反少，气上冲胸，口噤不得语，欲作刚（痓）[痉]，葛根汤主之。

葛根汤方[1]

葛根四两　　　　麻黄三两，去节　　　桂枝二两，去皮

芍药二两　　　　甘草二两，炙　　　　生姜三两

大枣十二枚[2]

右七味，㕮咀，以水乙（升）[斗][3]，先煮麻黄、葛根[4]，减二升[5]，去沫[6]，内诸药，煮取三升，去滓，温服乙[7]升，覆取微似汗，不须啜粥，馀如桂枝汤法将息及禁忌[8]。

【校注】

[1] 吴本无 "葛根汤"，"方" 字属上 "主之" 后。

[2] 吴本作 "葛根肆两；麻黄叁两，去节；桂枝式两，去皮；芍药式两；甘草式两，炙；生姜叁两，切；大枣拾式枚，擘"。

[3] 吴本、徐本 "乙升" 作 "一斗"，义长，据改。赵本作 "七升"。

[4] 吴本下有 "一二沸" 三字。

[5] 吴本无 "减二升"。

[6] 吴本 "去沫" 作 "去上沫"。

[7] 吴本 "乙" 作 "一"。

[8] 吴本无 "不须啜粥，馀如桂枝汤法将息及禁忌" 以下十五字。

2.13（痓）[痉][1] 为病（一本 "痓" 字上有 "刚" 字[2]），胸满口噤，卧不着席，脚挛急，必齘齿[3]，可与大承气汤。

大承气汤方[4]

大黄四两，酒洗　　　厚朴半斤，炙，去皮　　　枳实（五）[五][5]枚，炙
芒消[6]三合[7]

右四味[8]，以水乙[9]斗，先煮二物[10]，取五升，去滓[11]，内大黄，煮[12]取二升，去滓，内芒消[13]，更上（火微）[微火][14]一二弗[15]，分温再服。得下，止服[16]。

【校注】

[1] 吴本、《脉经卷第八·平痉湿暍脉证第二》"痉"字上有"刚"字。

[2] 吴本无此八字夹注。

[3] 龂 xiè 齿：错牙；磨牙有声。吴本"必龂齿"上有"其人"二字。

[4] 吴本无"大承气汤"，"方"字属上"主之"后。

[5] 吴本作"枳实伍枚"，俞本、赵本、徐本亦并作"五枚"，兹据改。

[6] 徐本"芒消"作"芒硝"。

[7] 吴本作"大黄肆两，去皮，酒洗；厚朴半斤，炙；枳实伍枚，炙；芒消叁合"。

[8] 吴本下有"㕮咀"。

[9] 吴本、俞本"乙"作"一"。

[10] 吴本"二物"作"二味"。

[11] 吴本无"去滓"。

[12] 吴本"煮"作"更煮"。

[13] 徐本"芒消"作"芒硝"。

[14] 吴本"火微"作"微火"，义长，据改。

[15] 吴本"一二弗"作"一两沸"。赵本、徐本"弗"作"沸"。

[16] 吴本"得下，止服"作"一服得下，馀勿服"。

2.14 太阳病，关节疼痛而烦[1]，脉沈而细[2]（一作缓）者，此名湿痹（《玉函》云"中湿[3]"）。湿痹之候，小便不利[4]，大便反快，但当利其小便。

【校注】

[1]《脉经卷第八·平痓湿暍脉证第二》"关节疼痛而烦"作"关节疼烦"。

[2]《金匮玉函经卷二·辨痓湿暍第一》"脉沈而细"作"其脉沈缓"。《脉经卷第八·平痓湿暍脉证第二》作"脉沈而缓"。

[3]《金匮玉函经卷二·辨痓湿暍第一》《脉经卷第八·平痓湿暍脉证第二》"此名湿痹"作"为中湿"。

[4]吴本"小便不利"上有"其人"。

2.15 ○湿家之为病，一身尽疼（一云疼烦[1]），发热，身色如熏黄[2]也。

【校注】

[1]吴本无此四字夹注。

[2]熏黄："熏"，读若"曛"或"纁"。《慧琳音义》卷八十二"曛暮"注引《韵英》云："日暮时曰曛黄也。"曛黄：赤黄，色如晚霞。又，《说文·糸部》："纁，浅绛也。"浅绛即赤黄色。

2.16 ○湿家[1]，其人但头汗出，背强[2]，欲得被覆向火。若下之早，则哕，或[3]胸满，小便不利[4]（一云利[5]），舌上如胎[6]者[7]，以[8]丹田有热，胸上[9]有寒，渴欲得饮[10]而不能饮，则口燥烦也。

【校注】

[1]《脉经卷第八·平痓湿暍脉证第二》"湿家"作"湿家之为病"。

[2]《脉经卷第八·平痓湿暍脉证第二》"背强"上有"而"。

[3] 吴本无"或"字。

[4]《脉经卷第八·平痓湿暍脉证第二》"小便不利"作"小便利"。

[5] 吴本无"一云利"三字夹注。

[6] 如胎：谓厚腻。

[7]《脉经卷第八·平痓湿暍脉证第二》无"者"。

[8] 以：此也。《脉经卷第八·平痓湿暍脉证第二》"以"作"此为"。

[9]《伤寒论卷第二·辨痓湿暍脉证第四》"胸上"作"胸中"。

[10]《伤寒论卷第二·辨痓湿暍脉证第四》"欲得饮"作"欲得水"。《金匮玉函经卷二·辨痓湿暍第一》《脉经卷第八·平痓湿暍脉证第二》"欲得饮"作"欲饮"。

2.17 ○湿家，下之，额上汗出，微喘，小便利（一云不利）者，死；若下利不止者，亦死。

2.18 ○风湿相搏[1]，一身尽疼痛[2]，法当汗出而解，值天阴雨不止，医[3]云：此可发汗。汗之[4]病不愈者，何也？盖发其汗[5]，汗大出者，但风气去，湿气在[6]，是故不愈也[7]。若治风湿者，发其汗，但[8]微微似欲出汗者，风湿俱去也[9]。

【校注】

[1]《脉经卷第八·平痓湿暍脉证第二》"风湿相搏"前有"问曰"。

[2]《脉经卷第八·平痓湿暍脉证第二》"一身尽疼痛"作"身体疼痛"。

[3]《脉经卷第八·平痓湿暍脉证第二》"医"作"师"。

[4]《脉经卷第八·平痓湿暍脉证第二》"汗之"作"而其"。

[5] 吴本、《脉经卷第八·平痓湿暍脉证第二》"发其汗"前无"盖"，有"答曰"二字。

[6]《金匮玉函经卷二·辨痉湿暍第一》"湿气在"作"湿气仍在"，《脉经卷第八·平痉湿暍脉证第二》作"湿气续在"。

[7]《脉经卷第八·平痉湿暍脉证第二》无"也"。

[8]《脉经卷第八·平痉湿暍脉证第二》无"但"。

[9]《脉经卷第八·平痉湿暍脉证第二》作"则风湿俱去也"。

2.19 ○湿家，病身疼[1]发热，面黄而喘，头痛鼻塞而烦[2]，其脉大，自能饮食，腹中和，无病。病在头中寒湿，故鼻塞[3]。内药鼻中则愈（《脉经》云"病人喘"，而无"湿家病"以下至"而喘"十（三）[一]字[4]）。

【校注】

[1] 吴本、《伤寒论卷第二·辨痉湿暍脉证第四》、《金匮玉函经卷二·辨痉湿暍第一》"身疼"作"身上疼痛"。

[2]《脉经卷第八·平痉湿暍脉证第二》"头痛鼻塞而烦"上但作"病人喘"三字。

[3] 俞本"塞"误作"寒"。

[4] 赵本"十三"作"十一"，据改。吴本无"《脉经》云"以下夹注。

2.20 ○湿家，身烦疼，可与麻黄加术汤[1]发其汗为宜，慎不可以火攻之。

麻黄加术汤方[2]

麻黄三两，去节　　　　　桂枝二两，去皮　　　　　甘草一两，炙

杏仁七十箇，去皮尖　　　白术四两[3]

右五味[4]，以水九升，先煮麻黄[5]，减二升[6]，去上沫，内诸药，煮取二升半[7]，去滓，温服八合，覆[8]取微似汗。

【校注】

[1] 吴本、《脉经卷第八·平痉湿暍脉证第二》"麻黄加朮汤"作"麻黄加朮四两"。

[2] 吴本无"麻黄加朮汤","方"字属上"主之"后。

[3] 吴本作"麻黄叁两,去节;桂枝式两,去皮;甘草壹两,炙;杏人柒拾个,去皮尖;白朮肆两"。俞本、赵本"甘草一两"作"甘草二两"。

[4] 吴本下有"哎咀"。

[5] 吴本下有"一二沸"三字。

[6] 吴本无"减二升"。

[7] 吴本"二升半"作"二升"。

[8] 吴本无"覆"字。

2.21 病者一身尽疼,发热,日晡所剧者,名风湿。此病伤于汗出当风,或久伤取冷所致也[1]。可与麻黄杏仁薏苡甘草汤[2]。

麻黄杏仁薏苡甘草汤方[3]

麻黄去节,半两,汤泡　　　甘草一两,炙　　　　薏苡仁半两

杏仁十箇,去皮尖,炒[4]

右,剉麻豆大[5],每服四钱匕,水盏半,煮八分[6],去滓,温服[7]。有微汗,避风[8]。

【校注】

[1] 康平本《伤寒论》"此病伤于汗出当风"以下十六字作小字注释语。

[2] 吴本作"可与麻黄杏人薏苡人甘草汤"。

[3] 吴本无"麻黄杏仁薏苡甘草汤","方"字属上"主之"后。

[4] 吴本作"麻黄式两,去节;杏仁叁拾个;薏苡人壹两;甘草壹

两，炙"。

[5] 吴本"右，剉麻豆大"作"右四味，㕮咀"。

[6] 吴本"每服四钱匕，水盏半，煮八分"作"以水四升，先煮麻黄一二沸，去上沫，内诸药，煮取二升"。

[7] 吴本"温服"作"分温再服"。

[8] 吴本无"有微汗，避风"句。

2.22 风湿，脉浮，身重，汗出恶风者，防己黄耆汤主之。

防己黄耆汤方[1]

防己一两   甘草半两，炒   白术七钱半

黄耆一两一分，去芦[2]

右，剉麻豆大，每抄五钱匕，生姜四片，大枣一枚，水盏半，煎八分[3]，去滓，温服[4]，良久再服[5]。○喘者，加麻黄半两[6]。○胃中不和者，加芍药三分[7]。○气上冲者，加桂枝三分[8]。○下有陈寒者，加细辛三分[9]。○服后当如虫行皮中，从腰下[10]如冰，后坐被上，又以一被绕腰以下，温令微汗[11]，差[12]。

【校注】

[1] 吴本无"防己黄耆汤"，"方"字属上"主之"后。

[2] 邓本"黄耆一两一分，去芦"之"芦"字残泐，兹据俞本、赵本、徐本补。吴本作"防己四两；黄耆五两；甘草弍两，炒；白术叁两；生姜弍两，切；大枣拾弍枚，擘"。

[3] 吴本作"右六味，㕮咀，以水七升，煮取二升"。

[4] 吴本"温服"作"分温三服"。

[5] 吴本无"良久再服"四字。

[6] 吴本无"半两"。

[7] 吴本无"三分"。

[8] 吴本"加桂枝三分"作"加桂"。

[9] 吴本无"三分"。

[10] 吴本"腰下"作"腰以上","上"字盖误。

[11] 吴本"又以一被绕腰以下，温令微汗"作"又以一被绕腰以温下，令微汗"。

[12] 吴本下有夹注："腰以上当作腰以下。"

2.23 伤寒八九日，风湿相搏，身体疼烦[1]，不能自转侧，不呕不渴，脉浮虚而濇者，桂枝附子汤主之。若大便坚[2]，小便自利者，去桂加白朮汤[3]主之。

桂枝附子汤方

桂枝四两，去皮　　生姜三两，切　　　　　　　附子三枚，炮，去皮，破八片

甘草二两，炙　　大枣十二枚，擘[4]

右五味[5]，以水六升，煮取二升，去滓，分温三服[6]。

白朮附子汤方[7]

白朮二两　　　　附子一枚半，炮，去皮　甘草一两，炙

生姜一两半，切　大枣六枚[8]

右五味，以水三升，煮取一升，去滓，分温三服[9]。一服，觉身痹，半日许再服[10]。三服[11]都尽，其人如冒状，勿怪，即是朮附并走皮中[12]，逐水气，未得除故耳[13]。

【校注】

[1] 俞本、《脉经卷第八·平痓湿暍脉证第二》"疼烦"作"疼痛"。

[2] 若大便坚：吴本作"若其人大便坚"，《伤寒论卷第四·辨太阳病脉证并治下第七》《脉经卷第八·平痓湿暍脉证第二》作"若其人大便鞕"。

[3] 吴本、《脉经卷第八·平痉湿暍脉证第二》"去桂加白术汤"作"术附子汤"。

[4] 吴本作"桂枝四两，去皮；附子叁枚，炮，去皮，破；生姜叁两，切；大枣拾贰枚，擘；甘草贰两，炙"。

[5] 吴本"右五味"下有"哎咀"。

[6] 《伤寒论卷第四·辨太阳病脉证并治下第七》"桂枝附子汤"方作"桂枝附子汤方：桂枝四两，去皮；附子三枚，炮，去皮，破；生姜三两，切；大枣十二枚，擘；甘草二两，炙。右五味，以水六升，煮取二升，去滓，分温三服"。

[7] 吴本无"白术附子汤"，"方"字属上"主之"后。

[8] 吴本作"附子叁枚，炮，去皮，破；白术四两；生姜叁两，切；甘草贰两，炙；大枣拾贰枚，擘"。《伤寒论卷第四·辨太阳病脉证并治下第七》作"去桂枝加白术汤方：附子三枚，炮，去皮，破；白术四两；生姜三两，切；甘草二两，炙；大枣十二枚，擘"。

[9] 吴本作"右五味，哎咀，以水六升，煮取二升，去滓，分温三服"。《伤寒论卷第四·辨太阳病脉证并治下第七》作"右五味，以水六升，煮取二升，去滓，分温三服"。

[10] 吴本、《伤寒论卷第四·辨太阳病脉证并治下第七》作"初一服，其人身如痹，半日许复服之"。

[11] 吴本无"三服"。

[12] 吴本、《伤寒论卷第四·辨太阳病脉证并治下第七》"即是术附并走皮中"作"此以附子术并走皮内"。

[13] 吴本、《伤寒论卷第四·辨太阳病脉证并治下第七》"未得除故耳"作"未得除，故使之耳"。吴本下有"法当加桂四两。此本一方二法。以大便坚，小便自利，故去桂也；以大便不坚，小便不利，当加桂。附子三枚，恐多也，虚弱家及产妇宜减服之"五十三字，《伤寒论卷第四·辨太阳病脉证并治下第七》两"坚"字作"鞕"，"故去桂也"作"去桂也"。

2.24 风湿相搏，骨节疼烦掣痛不得屈伸，近之则痛剧，汗出，短气，小便不利，恶风不欲去衣，或身微肿者，甘草附子汤主之。

甘草附子汤方[1]

甘草二两，炙　　　附子二枚，炮，去皮　　　白术二两

桂枝四两，去皮[2]

右四味[3]，以水六升，煮取三升，去滓，温服一升，日三服。初服得微汗则解，能食，汗出[4]复烦者，服[5]五合。恐一升多者，服六七合为妙[6]。

【校注】

[1] 吴本无"甘草附子汤"，"方"字属上"主之"后。

[2] 吴本作"甘草弍两，炙；附子弍枚，炮，去皮，破；白术叁两；桂枝四两，去皮"。

[3] 吴本下有"哎咀"。

[4] 吴本"出"作"止"。

[5] 吴本"服"作"将服"。

[6] 吴本"服六七合为妙"作"宜服六七合为始"，下有夹注："《千金》云：身痹者，加防己四两；悸气，小便不利，加茯苓三两。既有附子，今加生姜三两。"

2.25 太阳中暍[1]，发热恶寒，身重而疼痛，其脉弦细芤迟，小便已，洒洒然毛耸，手足逆冷，小有劳，身即热[2]，口前开，板齿燥[3]。若发其汗，则其恶寒甚[4]；加温针，则发热甚[5]；数下之，则淋甚。

【校注】

[1] 暍 yē：暑热。

[2]《脉经卷第八·平痓湿暍脉证第二》"身即热"作"身热"。

[3] 吴本、《伤寒论卷第二·辨痓湿暍脉证第四》《金匮玉函经卷二·辨痓湿暍第一》"口前开，板齿燥"作"口开，前板齿燥"。

[4]《伤寒论卷第二·辨痓湿暍脉证第四》"若发其汗，则其恶寒甚"作"若发汗，则恶寒甚"。《金匮玉函经卷二·辨痓湿暍第一》《脉经卷第八·平痓湿暍脉证第二》作"若发其汗，恶寒则甚"。

[5]《脉经卷第八·平痓湿暍脉证第二》"则发热甚"作"则发热益甚"。

2.26 太阳中热者，暍是也。汗出[1]恶寒，身热而渴[2]。白虎加人参汤主之[3]。

白虎人参汤方

知母六两　　　　　石膏一斤，碎　　　　　　甘草二两
粳米六合　　　　　人参三两[4]
右五味[5]，以水一斗，煮米熟，汤成，去滓，温服一升，日三服。

【校注】

[1] 吴本、《伤寒论卷第二·辨痓湿暍脉证第四》《金匮玉函经卷二·辨痓湿暍第一》《脉经卷第八·平痓湿暍脉证第二》"汗出"上有"其人"。

[2]《脉经卷第八·平痓湿暍脉证第二》"身热而渴"下有"也"。

[3]《金匮玉函经卷二·辨痓湿暍第一》《脉经卷第八·平痓湿暍脉证第二》作"白虎汤主之"。吴本下有夹注："一方白虎参汤主之。"

[4] 吴本作"知母陆两；石膏一升，碎，绵裹；粳米陆合；人参叁两"。按，吴本夺去"甘草二两"，"石膏一升"盖"石膏一斤"之误。《伤寒论》"白虎加人参汤"之"人参"或作"三两"（第26、第222条），或作二两（第168条）。

[5] 吴本下有"㕮咀"。

2.27 太阳中暍，身热疼重而脉微弱。此以夏月伤冷水，水行皮中所致也。一物[1]苽蒂汤主之。

一物苽蒂汤方[2]

瓜蒂二七个[3]

右[4]，剉[5]，以水一升，煮取五合，去滓，顿服[6]。

【校注】

[1] 吴本无"一物"。

[2] 吴本无"一物苽蒂汤"，"方"字属上"主之"后。

[3] 吴本作"瓜蒂二柒枚"，赵本、徐本作"瓜蒂二十个"。

[4] 吴本作"右一味"。

[5] 吴本无"剉"。

[6] 吴本 2.26、2.27 在 2.25 条前。

○百合狐惑阴阳毒病脉证并[1]治第三

论一首　证三条[2]　方十二首[3]

【校注】

[1] 俞本、赵本无"并"。

[2] 俞本作"脉证三条"。

[3] 吴本作"方一十二首"。俞本作"方十一首"。

3.1 论曰：百合病者，百脉一宗，悉[1]致其病也。意欲食，复不能食，常默默[2]，欲卧不能卧[3]，欲行不能行[4]，饮食或有美时，或有不用闻食[5]臭时，如寒无寒，如热无热，口苦，小便赤，诸药不能治，得药则剧吐利，如有神灵者。身形如和，其脉微数。每溺时头痛者，六十日乃愈；若溺时头不痛淅然者，四十日愈；若溺快然，但头眩者，二十日愈。其证或未病而预见，或病四五日而出，或病二十日，或一月微见者，各随证治之[6]。

【校注】

[1] 悉：合；皆。

[2] 默默：心情郁闷，不得意的样子。参王泗原《古语文例释》158则"默默非沉默不言"条。

[3] 吴本作"欲得卧复不能卧"。

[4] 吴本作"欲出行复不能行"。

[5] 吴本"食"下有"饮"字。

[6]《脉经卷第八·平阳毒阴毒百合狐惑脉证第三》此节作"百合之为病，其状常默默，欲卧复不能卧，或如强健人，欲得出行而复不能行，意欲得食复不能食，或有美时，或有不用闻饮食臭时，如寒无寒，如热无热，朝至口苦，小便赤黄，身形如和，其脉微数，百脉一宗悉病，各随证治之"。

3.2 百合病[1]，发汗后者，百合知母汤主之[2]。

百合知母汤方[3]

百合七枚，擘　　　　　　知母三两，切[4]

右[5]，先以水洗百合，（溃）[渍][6]一宿，当白沫出，去其水，更以泉水二升，煎取一升，去滓；别以泉水二升煎知母，取一升，去滓；后合和，煎[7]取一升五合，分温再服。

【校注】

[1] 吴本作"治百合病"。

[2] 吴本无"主之"。

[3] 吴本无"百合知母汤","方"字属上"百合知母汤"句之后。

[4] 吴本作"百合柒枚,擘;知母叁两,切"。

[5] 吴本作"右二味"。

[6] 吴本、俞本、赵本、徐本"渍"并作"渍",据改。

[7] 吴本作"重煎"。

3.3 百合病[1],下之后者,滑石代赭汤主之[2]。

滑石代赭汤方[3]

百合七枚,擘   滑石三两,碎,绵裹

代赭石如弹丸大乙枚,碎,绵裹[4]

右[5],先以水洗百合,渍一宿,当白沫出,去其水,更以泉水二升煎[6]取一升,去滓;别以泉水二升煎[7]滑石、代赭,取一升,去滓;后合和重煎,取一升五合,分温服[8]。

【校注】

[1] 吴本作"治百合病"。

[2] 吴本作"百合滑石代赭汤。方"。

[3] 吴本无"滑石代赭汤方"。

[4] 吴本作"百合柒枚,擘;滑石叁两,碎,绵裹;代赭如弹丸乙枚,碎,绵裹",俞本作"代赭石弹大一枚,绵裹"。

[5] 吴本下作"右三味"。

[6] 吴本"煎"作"煮"。

[7] 吴本"煎"作"煮"。

[8] 吴本作"分温再服"。

3.4 百合病 [1]，吐之后者，用后方主之 [2]。

百合鸡子汤方 [3]

百合七枚，擘　　　　　　鸡子黄一枚

右 [4]，先以水洗百合，渍一宿，当白沫出，去其水，更以泉水二升煎 [5] 取一升，去滓，内鸡子黄，搅匀，煎五分，温服 [6]。

【校注】

[1] 吴本作"治百合病"。

[2] 吴本无"用后方主之"。

[3] 吴本"百合鸡子汤方"属上"吐之后者"句之后。

[4] 吴本作"右二味"。

[5] 吴本"煎"作"煮"。

[6] 吴本"搅匀，煎五分，温服"作"搅令调，分温再服"。

3.5 百合病 [1]，不经吐下发汗，病形如初者，百合地黄汤主之 [2]。

百合地黄汤方 [3]

百合七枚，擘　　　　　　生地黄汁一升

右 [4]，以水洗百合 [5]，渍一宿，当白沫出，去其水，更以泉水二升，煎 [6] 取一升，去滓，内地黄汁，煎 [7] 取一升五合，分温再服。中病，勿更服。大便当 [8] 如漆。

【校注】

[1] 吴本作"治百合病"。

[2] 吴本作"百合地黄汤。方"。

[3] 吴本无"百合地黄汤方"。

[4] 吴本作"右二味"。

[5] 吴本"以"上有"先"字。

[6] 吴本"煎"作"煮"。

[7] 吴本"煎"作"煮"。

[8] 俞本"当"作"常"。

3.6 百合病，一月不解，变成渴者，百合洗方主之[1]。

百合洗方[2]

右，以百合一升，以水一斗，渍之一宿，以洗身。洗已，食煮饼，勿以盐豉也[3]。

【校注】

[1] 吴本作"百合洗方"。

[2] 吴本无"百合洗方"。

[3] 吴本作"百合壹升。右一味，以水一斗，渍之一宿，以洗身。洗已，食煮饼，勿与盐豉也"。

3.7 百合病[1]，渴不差者[2]，括蒌牡蛎散主之[3]。

括蒌牡蛎散方[4]

括蒌根　　　　　牡蛎熬。等分

右，为细末[5]，饮服方寸匕，日三服。

【校注】

[1] 吴本无"百合病"。

[2] 吴本无"者"。

[3] 俞本作"用后方主之"。

[4] 吴本无"括蒌牡蛎散"，"方"字属上"主之"后。

[5] 吴本作"右二味，杵为散"。

3.8 百合病[1]，变发热者（一作发寒热），百合滑石散主之[2]。

百合滑石散方[3]

百合一两，炙　　　　　　滑石三两

右为散[4]，饮服方寸匕，日三服。当微利者，止服[5]，热则除。

【校注】

[1] 吴本作"治百合病"。

[2] 吴本作"百合滑石散。方"。

[3] 吴本无"百合滑石散方"。

[4] 吴本作"右二味，杵为散"。

[5] 吴本"止服"作"止勿服之"。

3.9 百合病，见于阴者，以阳法救之；见于阳者，以阴法救之。见阳攻阴，复发其汗，此为逆；见阴攻阳，乃复下之，此亦为逆[1]。

【校注】

[1]《脉经卷第八·平阳毒阴毒百合狐惑脉证第三》此节作"百合病，见于阴者，以阳法救之；见于阳者，以阴法救之。见阳攻阴，复发其汗，此为逆，其病难治；见阴攻阳，乃复下之，此亦为逆，其病难治"。

3.10 狐惑[1]之为病，状如伤寒，默默，欲眠目不得闭，卧起不安。蚀于喉为惑，蚀于阴为狐，不欲饮食，恶[2]闻食臭，其面目乍赤乍黑乍白。蚀于上部则声喝（一作嗄[3]），甘草泻心汤主之[4]。

甘草泻心汤方[5]

| 甘草四两 | 黄芩 | 人参 | 干姜各三两 |
| 黄连乙两 | 大枣十二枚 | 半夏半升[6] | |

右七味[7]，水一斗[8]，煮取六升，去滓再煎，温服一升，日三服。

【校注】

[1] 惑：读若"蜮 yù"。狐惑，孔窍黏膜蚀疮反复不愈类的疾病。《抱朴子内篇卷四·登涉第十七》："又有短狐，一名蜮，一名射工，能伺影射，其实水虫也。状如鸣蜩，状似三合杯，有翼能飞，无目而利耳，口中有横物角弩。如闻人声，缘口中物如角弩，以气为矢，则因水而射人。中人身者，即发疮；中影者，亦病而不即发疮。"

[2] 吴本无"恶"。

[3] 吴本"嗄"作"嗄"。

[4]《脉经卷第八·平阳毒阴毒百合狐惑脉证第三》此节作"狐惑为病，其气如伤寒，默默，欲眠目不得闭，卧起不安。蚀于喉为惑，蚀于阴为狐。狐惑之病，并不欲饮食，闻食臭，其面目乍赤乍白乍黑。其毒蚀于上者，则声喝。……蚀于上部，泻心汤主之。"

[5] 吴本无"甘草泻心汤"，"方"字属上"主之"后。

[6] 吴本作"甘草肆两；黄芩，人参，干姜各叁两；黄连壹两；大枣拾贰枚，擘；半夏半升，洗"。俞本"黄连乙两"误作"黄连九两"，俞本、赵本"半夏半升"误作"半夏半斤"。

[7] 吴本下有"㕮咀"。

[8] 吴本作"以水一斗"。

3.11 蚀于下部，则咽干，苦参汤洗之[1]。

【校注】

[1]《脉经卷第八·平阳毒阴毒百合狐惑脉证第三》此节作"其毒

蚀下部者，咽干。……蚀于下部，苦参汤淹洗之"。吴本"蚀于下部，则咽干，苦参汤洗之"紧接上文"日三服"句之后。邓本、吴本、赵本、徐本均无"苦参汤"方药组成及煎服法。徐镕校《金匮要略·目录·附遗》引庞安时《伤寒总病论·狐惑证·苦参汤方》作"苦参半斤；槐白皮、狼牙根各四两。右剉，以水五升，煎三升半，洗之"。尤怡《金匮要略心典》"苦参汤方"作"苦参一升，以水一斗，煎取七升，去滓，熏洗，日三"。

3.12 蚀于肛者，雄黄熏之[1]。

雄黄

右一味[2]，为末，筒瓦[3]二枚合之，烧，向肛熏[4]之。（《脉经》云：病人或从呼吸上蚀其咽，或从下焦蚀其肛阴。蚀上为惑，蚀下为狐。狐惑病者，猪苓散主之。）[5]

【校注】

[1] 吴本"蚀于肛者，雄黄熏之"紧接上文"苦参汤洗之"句之后。徐本"熏"作"燻"。

[2] 吴本"雄黄。右一味"作"雄黄一味"。

[3] 吴本"筒瓦"作"瓲瓦"。按，"瓲"同"瓵"，圆筒形的覆瓦。

[4] 徐本"熏"作"燻"。

[5] 吴本无此夹注。俞本"下焦"作"下焦"。

3.13 病者[1]脉数，无热微烦，默默，但[2]欲卧，汗出。初得之[3]三四日，目赤如鸠眼；七八日[4]，目四眦（一本此有"黄"字[5]）黑[6]。若能食者，脓已成也。赤豆当归散主之[7]。

赤豆当归散方[8]

赤小豆三升，浸令芽出，曝干　　　当归[9]

右二味，杵为散，浆水服方寸匕，日三服。

【校注】

[1]《脉经卷第八·平阳毒阴毒百合狐惑脉证第三》"病者"作"其人"。

[2]《脉经卷第八·平阳毒阴毒百合狐惑脉证第三》无"但"。

[3]《脉经卷第八·平阳毒阴毒百合狐惑脉证第三》无"之"。

[4]《脉经卷第八·平阳毒阴毒百合狐惑脉证第三》"七八日"上有"得之"。

[5]吴本无此夹注。

[6]《脉经卷第八·平阳毒阴毒百合狐惑脉证第三》"黑"上有"黄"。

[7]吴本、《脉经卷第八·平阳毒阴毒百合狐惑脉证第三》"赤豆"作"赤小豆"。

[8]吴本无"赤豆当归散"，"方"字属上"主之"后。

[9]吴本作"赤小豆叁升，浸令芽出，曝干；当归叁两"。俞本"芽"作"牙"。

3.14 阳毒之为病，面赤斑斑[1]如锦文，咽喉痛[2]，唾脓血。五日可治，七日不可治。升麻鳖甲汤主之[3]。

【校注】

[1] 俞本"斑斑"作"班班"。

[2] 吴本作"喉咽痛"。

[3] 吴本无"升麻鳖甲汤主之"。《脉经卷第八·平阳毒阴毒百合狐惑脉证第三》此节作"阳毒为病，身重，腰背痛，烦闷不安，狂言，或走，或见鬼，或吐血下痢，其脉浮大数，面赤班班如锦文，喉咽痛，

唾脓血，五日可治，至七日，不可治也。有伤寒一二日便成阳毒，或服药吐下后变成阳毒。升麻汤主之"。

3.15 阴毒之为病，面目青，身痛如被杖[1]，咽喉痛[2]。五日可治，七日不可治[3]。升麻鳖甲汤去雄黄蜀椒主之[4]。

升麻鳖甲汤方[5]

| 升麻二两 | 当归一两 | 蜀椒炒去汗，一两 |
| 甘草二两 | 鳖甲手指大一片，炙 | 雄黄半两，研[6] |

右六味[7]，以水四升，煮取一升[8]，顿服之。老小再服。取汗[9]。
（《肘后》、《千金方[10]》阳毒用升麻汤，无鳖甲，有桂；阴毒用甘草汤，无雄黄。）

【校注】

[1] 吴本"身痛如被杖"作"身痛状如被打"。

[2] 吴本作"喉咽痛"。

[3] 吴本"五日可治，七日不可治"作"死生与阳毒同"。

[4] 吴本作"升麻鳖甲汤并主之"。《脉经卷第八·平阳毒阴毒百合狐惑脉证第三》此节作"阴毒为病，身重背强，腹中绞痛，咽喉不利，毒气攻心，心下坚强，短气不得息，呕逆，唇青面黑，四肢厥冷，其脉沈细紧数，身如被打。五六日，可治；至七日，不可治也。或伤寒初病一二日便结成阴毒，或服药六七日以上至十日变成阴毒。甘草汤主之"。

[5] 吴本无"升麻鳖甲汤"，"方"字属上文"主之"之后。

[6] 吴本作"升麻式两；当归壹两；蜀椒壹两，汗；鳖甲如手大一片，炙；甘草式两，炙；雄黄半两，研"。俞本"蜀椒炒去汗，一两"作"蜀椒炒去汁，一两"。

[7] 吴本下有"咬咀"。

[8] 吴本下有"去滓"。

[9] 吴本下有"阴毒去雄黄、蜀椒"七字。

[10] 吴本无"方"。

○疟病脉证并治第四

证二条　方二首[1]

【校注】

[1] 俞本、赵本作"方六首"。

4.1 师曰：疟脉自弦。弦数者，多热；弦迟者，多寒。弦小紧者，下之差；弦迟者，可温之；弦紧者，可发汗、针灸也；浮大者，可吐之。弦数者，风发[1]也，以饮食消息止之[2]。

【校注】

[1] 吴本"风发"作"风疾"。

[2]《脉经卷第八·平黄疸寒热疟脉证第九》此节作"夫疟脉自弦也，弦数者多热，弦迟者多寒。弦小紧者，可下之；弦迟者，可温药；若脉紧数者，可发汗针灸之；浮大者，吐之。脉弦数者，风发也，以饮食消息止之"。

4.2 病疟[1]，以月一日发，当以十五日愈。设不差，当月尽解[2]。如其不差，当如何[3]？师曰：此结为癥瘕，名曰疟母，急治之，宜鳖甲煎丸[4]。

鳖甲煎丸方[5]

鳖甲十二分，炙　　　　乌扇三分，烧　　　黄芩三分

柴胡六分　　　　　　　鼠妇三分，熬　　　干姜

大黄三分　　　　　　　芍药五分　　　　　桂枝三分

葶苈一分，熬　　　　　石韦三分，去毛　　厚朴三分

牡丹五分，去心　　　　瞿麦二分　　　　　紫葳三分

半夏一分　　　　　　　人参一分　　　　　䗪虫五分，熬

（附）[阿]^[6]胶三分，炙　蜂窠四分，炙　　　赤消十二分

蜣螂六分，熬　　　　　桃仁二分^[7]

右二十三味，为末，取煅^[8]灶下灰一斗，清酒一斛五斗浸灰，候酒尽一半，著鳖甲于中，煮令泛烂如胶漆，绞取汁，内诸药，煎^[9]为丸，如梧子大，空心服七丸，日三服。（《千金方》用鳖甲十二片，又有海藻三分、大戟一分、䗪虫五分，无鼠妇、赤消二味，以鳖甲煎和诸药为丸。）

【校注】

[1] 吴本"病疟"作"疟"，上有"问曰"。

[2] 吴本"当月尽解"下有"也"字。

[3] 吴本、赵本、徐本"如何"作"云何"。俞本误作"去何"。

[4] 吴本无"丸"字。徐本"丸"作"圆"。《脉经卷第八·平黄疸寒热疟脉证第九》"师曰：此结为癥瘕，名曰疟母，急治之，宜鳖甲煎丸"作"疟病结为癥瘕，名曰疟母，鳖甲煎圆主之"。

[5] 吴本无"鳖甲煎丸"，"方"字属上"宜鳖甲煎丸"句后。徐本"丸"作"圆"。

[6] 吴本、赵本、徐本"附"并作"阿"，据改。

[7] 吴本作"鳖甲拾式分，炙；乌扇叁分，烧；黄芩叁分；柴胡陆分；鼠妇叁分，熬；干姜叁分；大黄叁分；芍药伍分；桂枝叁分，去皮；葶苈壹分，熬；石韦叁分，去毛；厚朴叁分；牡丹伍分，去心；瞿麦式分；紫葳叁分；半夏壹分，洗；人参壹分；䗪虫伍分，熬；阿胶叁分，炙；蜂窠肆分，炙；赤消拾式分；蜣螂陆分，熬；桃人式分，

去皮尖，熬焦”。邓本“瞿麦”下“二”字残泐，据吴本、俞本、赵本、徐本补。徐本“鳖甲十二分”作“鳖甲十一分”。俞本“干姜三分”作“干姜二分”，“紫葳”之“葳”误作“盛”。吴本、俞本、赵本、徐本“蜣蜋”并作“蜣蜋”。

[8] 俞本、赵本、徐本并作“鍜”。

[9] 煎：煏干药汁。凡有汁而干谓之煎。

4.3 师曰：阴气孤绝，阳气独发，则热而少气烦冤[1]，手足热而欲呕，名曰瘅疟；若但热不寒者，邪气内藏于心，外舍分肉之间，令人消铄脱肉[2]。

【校注】

[1] 吴本“冤”作“满”。

[2] 邓本“肉”上二字漫漶，兹据吴本、俞本、赵本、徐本录正。吴本笺云：“‘脱’字误，当作‘肌’。”按，“脱肉”不误。

4.4 温疟者，其脉如平，身无寒，但热，骨节疼烦，时呕，白虎加桂枝汤主之[1]。

白虎加桂枝汤方[2]

知母六两　　甘草二两，炙　　石膏乙斤

粳米二合　　桂枝去皮，三两[3]

右剉，每五钱，水一盏半，煎至八分[4]，去滓，温服[5]，汗出愈[6]。

【校注】

[1]《脉经卷第八·平黄疸寒热疟脉证第九》“温疟者，其脉如平，身无寒，但热，骨节疼烦，时呕，白虎加桂枝汤主”作“疟，但见热

者，温疟也。其脉平，身无寒，但热，骨节疼烦，时呕，朝发暮解，暮发朝解，名曰温疟，白虎加桂枝汤主之"。

[2] 吴本无"白虎加桂枝汤"，"方"字属上"主之"后。

[3] 吴本作"知母陆两；甘草式两，炙；石膏壹斤，碎，绵裹；粳米陆合；桂枝叁两，去皮"。俞本"乙斤"作"一斤"。

[4] 吴本作"右五味，㕮咀，以水一斗二升，煮米熟"。

[5] 吴本"去滓，温服"作"去滓，煎取三升，温服一升，日三服"。

[6] 俞本"汗出愈"作"汗出即愈"。

4.5 疟多寒者，名曰牡疟，蜀漆散主之 [1]。

蜀漆散方 [2]

蜀漆洗去腥   云母烧三日夜   龙骨等分 [3]

右三味，杵为散。未发前，以浆水服半钱。〇温疟，加蜀漆半分，临发时服一钱匕 [4]。（一方云母作云实）

【校注】

[1] 《脉经卷第八·平黄疸寒热疟脉证第九》作"疟多寒者，牡疟也，蜀漆散主之"。

[2] 吴本无"蜀漆散"，"方"字属上"主之"后。

[3] 吴本作"蜀漆洗去腥，云母烧之三日三夜，龙骨等分"。

[4] 《外台秘要方卷第五·劳疟方三首》："又疗牡疟蜀漆散方：蜀漆洗去腥，云母，龙骨。右三味，等分，捣筛，为散。先未发前一炊，以清酢浆水和半钱服。临发时，更服一钱匕。温疟者，加蜀漆半分。云母炭火烧之三日三夜用。"

附《外台秘要》方[1]：

牡蛎汤[2]　治牡疟。

牡蛎四两，熬　　　麻黄去节，四两　　　甘草二两

蜀漆三两[3]

右四味[4]，以水八升，先煮蜀漆、麻黄，去上沫，得六升，内诸药，煮取二升[5]，温服一升。若[6]吐，则勿更服[7]。

【校注】

[1] 吴本作"附方"。

[2] 吴本作"牡蛎汤方"。

[3] 吴本作"牡蛎肆两，熬；麻黄去节，肆两；甘草式两，炙；蜀漆洗去腥，叁两"。

[4] 吴本下有"㕮咀"。

[5] 吴本下有"去滓"。

[6] 吴本无"若"。

[7] 吴本下有夹注："见《外台》。"《外台秘要方卷第五·牡疟方二首》自"牡蛎"至"则勿更服"作："仲景《伤寒论》'牡疟'：多寒者，名牡疟。牡蛎汤主之。方：牡蛎四两，熬；麻黄四两，去节；甘草二两，炙；蜀漆三两（若无，用常山代之）。右四味，切，以水先洗蜀漆三遍，去腥，以水八升煮蜀漆及麻黄，去沫，取六升，纳二物，更煎，取二升，去滓，温服一升。即吐，勿更服，则愈。忌海藻、菘菜。"

柴胡去半夏加栝蒌汤　治疟病发渴者，亦治劳疟[1]。

柴胡八两　　　　人参　　　　　黄芩

甘草各三两　　　栝蒌根四两　　　生姜二两

大枣十二枚[2]

右七味[3]，以水一斗二升，煮取六升，去滓再煎，取三升，温服

一升，日二服[4]。

【校注】

[1] 吴本作"疟病发渴者，与柴胡去半夏加栝蒌汤"，"亦治劳疟"在下文煎服法"日二服"下，作"治劳疟"，夹注。

[2] 吴本作"柴胡八两；人参，黄芩，甘草，炙，各叁两；栝蒌根四两；生姜叁两，切；大枣拾式枚，擘"。

[3] 吴本下有"哎咀"。

[4] 吴本作"日三服"，下有夹注："见《外台》,《经心录》治劳疟。"

柴胡桂姜汤[1]　治疟寒多微有热，或但寒不热。(服一剂如神[2]。)

柴胡半斤	桂枝三两，去皮	干姜二两
栝蒌根四两	黄芩三两	牡蛎三两，熬
甘草二两，炙[3]		

右七味[4]，以水一斗二升，煮取六升，去滓再煎，取三升，温服一升，日三服[5]。初服微烦，复服汗出便愈[6]。

【校注】

[1] 吴本作"柴胡桂姜汤方"。

[2] 吴本作"此方治寒多微有热，或但寒不热。服一剂如神，故录之"，小字夹注。

[3] 吴本作"柴胡八两；桂枝叁两，去皮；黄芩叁两；栝蒌根四两；牡蛎，熬；甘草，炙；干姜；各式两"。

[4] 吴本下有"哎咀"。

[5] 吴本无"服"。

[6] 吴本"复服汗出便愈"作"汗出愈"，下有夹注："出《伤寒论》。"

○中风历节病脉证并治第五

论一首 脉证三条 方十一首[1]

【校注】

[1] 吴本作"方一十一首",下有"脚气附"三字夹注。俞本、徐本并作"方十二首"。

5.1 夫风之为病,当半身不遂。或但臂不遂者,此为痹。脉微而数,中风使然。

5.2 ○寸口脉浮而紧,紧则为寒,浮则为虚,寒虚[1]相搏,邪在皮肤。浮者血虚,络脉空虚,贼邪不泻,或左或右。邪气反缓,正气即[2]急,正气引邪,㖞僻不遂。邪在于络,肌肤不仁;邪在于经,即[3]重不胜;邪入于府,即不识人;邪入于藏,舌即难言,口吐涎[4]。

侯氏黑散 治大风四肢烦重,心中恶寒不足者[5]。(《外台》治风癫)

菊花四十分	白术十分	细辛三分
茯苓三分	牡蛎三分[6]	桔梗八分
防风十分	人参三分	(矾)[礜]石三分[7]
黄(芩)[芩][8]五分	当归三分	干姜三分
芎藭三分	桂枝三分[9]	

右十四味,杵为散,酒服方寸匕[10],日一服。初服二十日,温酒调服[11]。禁一切鱼肉大蒜。常宜冷食[12],六十日(止)[上][13],即药积[14]在腹中不下也,热食即下矣。冷食自[15]能助药力[16]。

【校注】

[1]《脉经卷第八·平中风历节脉证第五》"寒虚"作"虚寒"。

[2]《脉经卷第八·平中风历节脉证第五》"即"作"则"。

[3]《脉经卷第八·平中风历节脉证第五》"即"作"则"。

[4] 吴本、《脉经卷第八·平中风历节脉证第五》作"口吐於涎"。"於"读若"污"。

[5] 吴本作"大风四肢烦重，心中恶寒不足者，侯氏黑散主之。方"。

[6] 吴本下有"熬"字。

[7]《外台秘要卷第十五·风癫方七首》"矾石"作"礜石"，据改。吴本"三分"下有"熬"字。

[8] 原本"苓"误作"苓"，据吴本改。

[9] 吴本下有"去皮"。

[10] 俞本"匕"误作"一"。

[11] 吴本作"温酒下之"。

[12] 赵本下有"自能助药力"五字。

[13]《外台秘要卷第十五·风癫方七首》作"上"，义长，据改。

[14] 赵本无"六十日止即药积"七字。

[15] 徐本"自"误作"日"。

[16] 吴本下有夹注："《外台》有钟乳、礜石各三分，无桔梗。"自"侯氏黑散"至"冷食自能助药力"《外台秘要卷第十五·风癫方七首》作："又侯氏黑散，疗风癫。方：菊花四十分；防风、白术各十分，茯苓，细辛，牡蛎（熬），钟乳（研），礜石（泥裹烧半日，研），人参，干姜，桂心，芎𦬊，当归，矾石（如马齿者，烧令汁尽，研），各三分；黄芩五分。右十五味，捣合下筛，以酒服方寸匕，日三。忌桃李、雀肉、胡荽、青鱼鲊、酢物、生葱、生菜。并出《古今录验》第十卷中。（张仲景此方更有桔梗八分，无钟乳、礜石。以温酒下之。禁一切鱼肉、大蒜，常宜冷食，六十日上，即药积在腹中不下也。热食即下

矣，冷食自能助药力。）"

5.3 寸口脉迟而缓，迟则为寒，缓则为虚。荣缓则为亡血，卫缓[1]则为中风。邪气中经，则身痒而瘾疹。心气不足，邪气入中，则胸满而短气[2]。

风引汤　除热瘫痫[3]。

大黄	干姜	龙骨各四两
桂枝三两[4]	甘草[5]	牡蛎[6]各二两
寒水石[7]	滑石	赤石脂
白石脂	紫石英[8]	石膏各六两

右十二味，杵，麤筛，以韦囊盛之，取三指撮，井花水[9]三升，煮三沸，温服一升。（治大人风引[10]，少小惊痫瘛疭日数十发[11]，医所不疗，除热方。《巢[源][12]》：脚气宜风引汤）

防己地黄汤　治病如狂状，妄行，独语不休，无寒热，其脉浮[13]。

| 防己一分[14] | 桂枝三分[15] | 防风三分[16] |
| 甘草二分[17] | | |

右四味[18]，以酒一杯，渍之一宿，绞取汁；生地黄二斤，㕮咀，蒸之如斗米饭久。以铜器盛其汁。更绞地黄汁[19]，和，分再服。

头风摩散方

| 大附子[一]枚[20]，炮[21] | 盐等分 |

右二味，为散。沐了，以方寸匕已[22]摩疢[23]上，令药力行。

【校注】

[1]《脉经卷第八·平中风历节脉证第五》"缓"作"迟"。

[2]吴本无此节五十字。

[3] 吴本作"风引除热主瘫痫汤方"。

[4] 吴本下有"去皮"。

[5] 吴本下有"炙"。

[6] 吴本下有"熬"。

[7] 吴本作"凝水石"。

[8] 吴本"紫石英"在下"石膏"后。

[9] 吴本作"井华水"。

[10] 吴本"治大人风引"上有"深师云"。

[11] 邓本"发"字漫漶,兹据吴本录正。赵本"发"误作"後"。

[12] 邓本"巢"下一字原作墨丁。吴本作"巢源"。俞本、赵本作"巢氏云"。兹据吴本录正。

[13] 邓本自"妄行"以下漫漶不清。吴本作"病如狂状,妄行,独语不休,无寒热,其脉浮,防己地黄汤主之。方"。兹据吴本录正。

[14] 俞本、赵本作"一钱"。

[15] 俞本、赵本作"三钱"。吴本下有"去皮"。

[16] 俞本、赵本作"三钱"。

[17] 俞本、赵本作"二钱"。吴本下有"炙"。

[18] 吴本下有"哎咀"。

[19] 吴本作"更绞地黄等汁"。

[20] 邓本"枚"上空一字。吴本作"壹枚",俞本、赵本、徐本作"一枚"。兹据补。

[21] 吴本下有"去皮"。

[22] 已:以。吴本无"已"字。

[23] 俞本"痰"作"疾"。

5.4 寸口脉沈而弱,沈即主骨,弱即主筋。沈即为肾,弱即为肝[1]。汗出入水中,如水伤心,历节[2],黄汗出,故曰历节[3]。

【校注】

[1] 沈即主骨，弱即主筋。沈即为肾，弱即为肝：《脉经卷第八·平中风历节脉证第五》作"沈则主骨，弱则主筋。沈则为肾，弱则为肝"。

[2] 历节："历"，读若"枥"。枥，又称"枥樶"，一种刑具，用木棍押击十指而勒之。

[3]《脉经卷第八·平中风历节脉证第五》下有"也"字。

5.5 跌阳脉浮而滑，滑则谷气实，浮则汗自出。

5.6 少阴脉浮而弱，弱则血不足，浮则为风，风血相搏，即疼痛如掣。

5.7 盛人脉濇小，短气，自汗出，历节疼，不可屈伸。此皆饮酒汗出当风所致 [1]。

【校注】

[1]《脉经卷第八·平中风历节脉证第五》下有"也"字。

5.8 诸肢节疼痛，身体魁瘰 [1]，脚肿如脱，头眩，短气，温温 [2] 欲吐，桂枝芍药知母汤主之。

桂枝芍药知母汤方 [3]

桂枝四两 [4]	芍药三两	甘草二两 [5]
麻黄二两 [6]	生姜五两 [7]	白朮五两
知母四两	防风四两	附子二两，炮 [8]

右九味 [9]，以水七升，煮取二升 [10]，温服七合，日三服。

【校注】

[1] 魁瘰：赵本作"魁羸"，俞本作"尫羸"，徐本作"尪羸"。按，

魁瘰，连绵词，圆而下垂的物体；疙瘩。这里形容关节变形肿大畸形。又引申为弯曲，与"佝偻"一声之转。参清·程瑶田《果蠃转语记》。

[2] 温 yùn 温：同"蕴蕴"。蓄积不散的样子；堵塞的样子。与"蕰蕰""氲氲""蕴蕴""愠愠""喟喟"声同义通。

[3] 吴本无"桂枝芍药知母汤"，"方"字属上"主之"后。

[4] 吴本下有"去皮"。

[5] 吴本下有"炙"。

[6] 吴本下有"去节"。

[7] 吴本下有"切"。

[8] 吴本下有"去皮，破"。

[9] 吴本下有"㕮咀"。

[10] 吴本下有"去滓"。

5.9 味酸则伤筋，筋伤则缓，名曰泄；咸则伤骨，骨伤则痿，名曰枯。枯泄相搏，名曰断泄，荣气不通，卫不独行，荣卫俱微，三焦无所御，四属断绝，身体羸瘦，独足肿大，黄汗出，胫冷，假令发热，便为历节也[1]。

【校注】

[1] 吴本无此节。

5.10 病[1]历节，不可屈伸，疼痛[2]，乌头汤主之。

乌头汤方[3]　治脚气疼痛，不可屈伸[4]。

麻黄　　　　　芍药　　　　黄耆各三两

甘草炙　　　　川乌五枚，㕮咀，以蜜二升，煎取一升，即出乌头[5]

右五味，㕮咀四味，以水三升，煮取一升，去滓，内蜜煎中，更煎之，服七合。不知，尽服之。

矾石汤[6]　治脚气冲心[7]。

矾石二两

右一味，以浆水一斗五升，煎三五沸，浸脚，良。

【校注】

[1] 俞本"病"作"痛"。

[2] 不可屈伸，疼痛：吴本、《脉经》作"疼痛，不可屈伸"。

[3] 吴本无"乌头汤"，"方"字属上"主之"后。

[4] 吴本无"治脚气疼痛，不可屈伸"。

[5] 吴本作"乌头五枚，㕮咀，以蜜式升，煎取一升，即出乌头；甘草炙；麻黄去节；芍药；黄耆；各三两"。俞本"黄耆"作"黄氏"，赵本"黄耆"作"黄芪"。俞本、赵本"即出乌头"并作"即出乌豆"，徐本误作"节出乌头"。

[6] 吴本无"矾石汤"。

[7] 吴本作"治脚气冲心方"。

[附方][1]

【校注】

[1] 据邓本"目录"补。

《古今录验》[1]续命汤　治中风痱，身体不能自收，口不能言，冒昧不知痛处，或拘急不得转侧。（姚云：与大续命同，并[2]治妇人产后去血者及老人小儿[3]。）

麻黄	桂枝	当归
人参	石膏	干姜
甘草各三两	芎藭〔一两〕	杏仁四十枚[4]

右九味[5]，以水一斗，煮取四升[6]，温服一升[7]，当小汗，薄覆脊，凭几坐，汗出则愈，不汗更服，无所禁。勿当风。并治但伏不得卧，咳逆上气，面目浮肿[8]。

【校注】

[1] 吴本无"《古今录验》"。

[2] 吴本、俞本、徐本"并"作"兼"。

[3] 吴本"小儿"下有"方"。

[4] 吴本作"麻黄去节；桂枝去皮；当归；人参；石膏，碎，绵裹；干姜；甘草，炙；各三两；芎藭一两；杏人四十枚，去皮尖"。邓本"芎藭"下夺剂量，据吴本补。

[5] 吴本下有"㕮咀"。

[6] 吴本下有"去滓"。

[7] 俞本无"温服一升"。

[8] 吴本"浮肿"作"洪肿"，下有夹注："见《古今录验方》。范汪云是仲景方，欠两味。"

《千金》三黄汤　治中风手足拘急，百节疼痛，烦热心乱，恶寒，经日不欲饮食[1]。

麻黄五分[2]　　　　独活四分　　　　　细辛二分
黄耆[3]二分　　　　黄芩三分

右五味[4]，以水六升，煮取二升[5]，分温三服。一服小汗，二[6]服大汗。心热，加大黄二分[7]；腹满[8]，加枳实一枚；气逆，加人参三分；悸，加牡蛎三分；渴，加栝蒌根三分；先有寒，加附子一枚[9]。

【校注】

[1] 吴本作"治中风手足拘急，百节疼痛，烦热心乱，恶寒，经日不欲饮食，三黄汤方"。

[2] 俞本以下单位"分"字并作"钱"。吴本"五分"下有"去节"。

[3] 俞本、赵本、徐本并作"黄芪"。

[4] 吴本下有"㕮咀"。

[5] 吴本下有"去滓"。

[6] 吴本"二"作"两"。

[7] 俞本以下单位"分"字并作"钱"。

[8] 吴本"腹满"作"腹痛"。

[9] 吴本"加附子一枚"后有夹注："见《千金》。"

《近效方》术附汤[1]　治风虚头重眩，苦极，不知食味，暖[2]肌补中，益精气[3]。

白术二两　　　　附子一枚半，炮，去皮　　　　甘草一两，炙

右三味，剉，每五钱匕，姜五片，枣一枚，水盏半，煎七分，去滓，温服[4]。

【校注】

[1] 吴本"《近效方》术附汤"作"术附子汤方"。

[2] 赵本"暖"作"煖"。

[3] 吴本"益精气"后有夹注："方见风湿中，见《近效》。"

[4] 吴本无"白术二两"至"温服"部分。

崔氏八味丸　治脚气上入，少腹不仁[1]。

干地黄八两　　　山茱萸　　　　　薯蓣各四两

泽泻　　　　　　茯苓　　　　　　牡丹皮各三两

桂枝　　　　　　附子炮。各乙两[2]

右八味，末之，炼蜜和丸梧子大[3]，酒下十五丸，日再服[4]。

【校注】

[1] 吴本作"治脚气上入，少腹不仁，服八味丸方"。

[2] 吴本作"干地黄捌两；署预，山茱萸，各肆两；泽泻，茯苓，牡丹皮，各叁两；桂枝，去皮；附子，炮，去皮；各壹两"。俞本"乙"作"一"。

[3] 吴本"梧子大"作"如梧子大"。

[4] 吴本下有"加至二十五丸"，后有"见《崔氏》"夹注。

《千金方》越婢[1]加术汤　治肉极[2]，热则身体津脱，腠理开，汗大泄，厉风气，下焦脚弱[3]。

麻黄六两　　　　石膏半斤　　　　生姜三两

甘草二两　　　　白术四两　　　　大枣十五枚[4]

右六味[5]，以水六升，先煮麻黄[6]，去上沫，内诸药，煮取三升[7]，分温三服。〇恶风，加附子一枚，炮[8]。

【校注】

[1] 越婢：越，散也。婢，读若"辟"或"襞"，积也。寒邪阻于卫中，卫气堆积化热。此汤能散此卫中寒邪，除其积热，故名"越婢"。

[2] 极：读若"殛"，诛杀。这里指严重损伤。

[3] 吴本作"治肉极，热则身体津脱，腠理开，汗大泄，厉风气，下焦脚弱，越婢加术汤方"。

[4] 吴本作"麻黄陆两，去节；石膏半斤；生姜三两，切；甘草贰两，炙；白术肆两；大枣拾伍枚，擘"。

[5] 吴本下有"哎咀"。

[6] 吴本下有"再沸"。

[7] 吴本下有"去滓"。

[8] 吴本下有"见《千金》"夹注。

○血痹虚劳病脉证并治第六

论一首　脉证九条　方九首[1]

【校注】

[1] 吴本作"方一十首"。

6.1 问曰：血痹病[1]从何得之？○师曰：夫尊荣[2]人，骨弱肌肤盛，重因[3]疲劳汗出，卧不时动摇，加被微风，遂得之。但以脉自微濇[4]，在寸口、关上小紧。宜针引阳气，令脉和紧去则愈。

【校注】

[1]《脉经卷第八·平血痹虚劳脉证第六》无"病"。

[2] 吴本作"乐"。

[3] 俞本、赵本误作"困"。

[4]《脉经卷第八·平血痹虚劳脉证第六》"但以脉自微濇"句上有"形如风状"四字。

6.2 血痹，阴阳俱微，寸口、关上微，尺中小紧，外证身体不仁如风痹状[1]，黄耆桂枝五物汤[2]主之。

黄耆桂枝五物汤方[3]

黄耆三两　　　芍药三两　　　　　　桂枝三两
生姜六两　　　大枣十二枚[4]
右五味[5]，以水六升，煮取二升[6]，温服七合，日三服。（一方有

人参）

【校注】

[1] 如风痹状：吴本、《脉经卷第八·平血痹虚劳脉证第六》作"如风状"。

[2]《脉经卷第八·平血痹虚劳脉证第六》作"黄耆桂五物汤"。

[3] 吴本无"黄耆桂枝五物汤"，"方"字属上"主之"后。

[4] 吴本作"黄耆叁两；芍药叁两；桂枝叁两，去皮；生姜陆两，切；大枣拾式枚，擘"。

[5] 吴本下有"哎咀"。

[6] 吴本下有"去滓"。

6.3 夫男子平人，脉大为劳，极虚亦为劳。

6.4 ○男子面色薄者，主渴[1]及亡血，卒喘悸；脉浮者，里虚也。

【校注】

[1] 渴：干涸。

6.5 ○男子脉虚沈弦，无寒热，短气，里急[1]，小便不利，面色白，时目瞑，兼衄[2]，少腹满，此为劳使之然。

【校注】

[1] 邓本"急"字漫漶，据吴本、俞本、赵本、徐本录正。

[2]《脉经卷第八·平血痹虚劳脉证第六》"兼衄"作"此人喜衄"。

6.6 ○劳之为病[1]，其脉浮大，手足烦，春夏剧，秋冬瘥[2]。阴寒，精自出，酸削[3]不能[4]行。

【校注】

[1]《脉经卷第八·平血痹虚劳脉证第六》"劳之为病"作"男子劳之为病"。

[2] 吴本、《脉经卷第八·平血痹虚劳脉证第六》"瘥"作"差"。

[3] 削：读若"痟"。酸痟；酸痛。

[4] 能：耐。

6.7 ○男子脉浮弱[1]而濇，为无子，精气清冷[2]。（一作泠[3]。）

【校注】

[1] 浮弱：《脉经卷第八·平血痹虚劳脉证第六》作"微弱"。

[2] 精气清冷：吴本作"精清泠"。按，"清冷""清泠"当作"清泠"。俗书氵、冫相乱故也

[3] 吴本"泠"作"冷"。

6.8 ○夫失精家，少腹弦急，阴头寒，目眩[1]（一作目眶痛），发落，脉极虚芤迟，为清[2]谷、亡血、失精。脉得诸芤动微紧，男子失精，女子梦交[3]，桂枝龙骨牡蛎汤[4]主之。

桂枝加龙骨牡蛎汤方[5]（《小品》云：虚羸浮热汗出者，除桂，加白薇、附子各三分，故日二加龙骨汤[6]。）

桂枝	芍药	生姜各三两
甘草二两	大枣十二枚	龙骨
牡蛎[7]		

右七味[8]，以水七升，煮取三升[9]，分温三服[10]。

天雄散方[11]

天雄三两，炮	白朮八两	桂枝六两

龙骨三两[12]

右四味，杵为散，酒服半钱匕，日三服。不知，稍增之。

【校注】

[1]《脉经卷第八·平血痹虚劳脉证第六》"目眩"作"目眶痛"，原校云："一云目眩。"

[2] 清：当作"凊"，俗书冫、氵相乱。凊，寒凉也。

[3] 吴本、《脉经卷第八·平血痹虚劳脉证第六》作"女子梦交通"。

[4] 吴本、《脉经卷第八·平血痹虚劳脉证第六》作"桂枝加龙骨牡蛎汤"。

[5] 吴本无"桂枝加龙骨牡蛎汤"，"方"字属上"主之"后。

[6] 吴本此夹注位于方后煎服法"分温三服"之后。

[7] 吴本作"桂枝，去皮；芍药；生姜，切；各叁两，甘草，炙，二两；大枣拾贰枚，擘；龙骨；牡蛎，熬；各贰两"。徐本"龙骨，牡蛎"下作"各三两"。

[8] 吴本下有"㕮咀"。

[9] 吴本下有"去滓"。

[10] 吴本此后夹注"《小品》云：虚羸浮热汗出者，除桂，加白薇、附子各三分，故曰二加龙骨汤"。

[11] 吴本作"天雄散亦主之。方"。

[12] 吴本作"天雄叁两，炮，去皮；白术捌两；桂枝陆两；龙骨叁两"。

6.9 男子平人，脉虚弱细[1]微者，善盗汗也[2]。

【校注】

[1] 俞本"细"误作"经"。

[2]《脉经卷第八·平血痹虚劳脉证第六》"善盗汗也"作"喜盗汗出也"。吴本下有夹注："《脉经》云'盗汗出也'。"

6.10 ○人年五六十，其病，脉大者，痹侠背行，苦[1]肠鸣，马刀侠瘿[2]者，皆为劳得之[3]。

【校注】

[1] 俞本误作"若"。

[2] 马刀侠瘿：马刀，狭而长的蚌。有两种：一种是巨首楔蚌，一名蠯（《周礼》）、蛷（《尔雅》）；另一种是短褶矛蚌，又名长蚌、盐条子。瘰疬状如马刀，故名。位于颈部曰马刀侠瘿，破溃称鼠（瘰）漏。《脉经卷第八·平血痹虚劳脉证第六》"瘿"作"婴"。

[3] 吴本下有夹注："《脉经》云'人年五十六十，其脉浮大者'。"

6.11 ○脉沈小迟，名脱气，其人疾行则喘喝气息不通畅。手足逆寒，腹满，甚则溏泄，食不消化也。

6.12 ○脉弦而大。弦则为减，大则为芤；减则为寒，芤则为虚。虚寒相搏，此名为革。妇人则半产漏下，男子则亡血失精[1]。

【校注】

[1] 吴本下有夹注："右四条，古本并无，邓氏所编《金匮方》却有之。今依补入。并见《脉经》第八卷《虚劳脉证第六》。"

6.13 ○虚劳里急，悸，衄，腹中痛，梦失精，四肢痠疼[1]，手足烦热，咽干口燥，小建中汤主之。

小建中汤方[2]

桂枝三两，去皮　　　　甘草三两，炙　　　　大枣十二枚
芍药六两　　　　　　　生姜二两　　　　　　胶饴一升[3]

右六味[4]，以水七升，煮[5]取三升，去滓，内胶饴，更上微火消解[6]，温服一升，日三服。（呕家不可用建中汤[7]，以甜故也。）

（《千金》疗男女因积冷气滞，或大病后不复，常苦四体沉重[8]，骨肉酸疼，吸吸[9]少气，行动喘（之）[乏][10]，胸满气急，腰背强痛，心中虚悸，咽干唇燥，面[11]体少色，或饮食无味，胁肋腹胀，头重不举，多卧少起。甚者积年，轻者百日，渐至瘦削[12]。五藏气竭，则难可复常[13]。六脉俱不起[14]，虚寒乏气，少腹拘急，羸瘠百病，名曰黄耆建中汤，又有人参二两。）

【校注】

[1] 吴本、赵本"痠"作"酸"。俞本"疼"作"痛"。

[2] 吴本无"小建中汤"，"方"字属上"主之"后。

[3] 吴本作"桂枝叁两，去皮；芍药陆两；甘草弍两，炙；生姜叁两，切；大枣拾弍枚，擘；胶饴壹升"。俞本"芍药六两"作"芍药八两"。

[4] 吴本下有"㕮咀"。

[5] 吴本"煮"下有"五味"二字。

[6] 吴本"内胶饴，更上微火消解"作"令消"二字。

[7] 吴本作"呕家不可服此汤"。

[8] 赵本、徐本"四体"作"四肢"。吴本"沉"作"沈"。

[9] 吸吸：俞本误作"两两"。

[10] 吴本、俞本、赵本、徐本"之"作"乏"，据改。

[11] 俞本"面"误作"而"。

[12] 瘦削：吴本、俞本、赵本、徐本并作"瘦弱"。

[13] 俞本"常"作"当"。

[14] 吴本、俞本、赵本、徐本"不起"并作"不足"。

6.14 虚劳里急，诸不足，黄耆建中汤主之[1]（于小建中汤内加黄耆一两半，馀依上法[2]。〇气短胸满者，加生姜；腹满者，去枣，加茯苓一两半；及疗肺虚损不足，补气，加半夏三两[3]。）

【校注】

[1] 吴本下有"方"字。

[2] 吴本无此夹注，黄耆建中汤具体方药及服食法作正文大字："黄耆；桂枝去皮；生姜切；各叁两；芍药陆两；甘草贰两，炙；大枣拾贰枚，擘；胶饴壹升。右七味，㕮咀，以水七升，先煮六味，取三升，去滓，内胶饴，令消，温服一升，日三服。"

[3] 吴本方后夹注作"《集验方》：呕者，加生姜；腹满，去枣，加茯苓一两半；及疗肺虚损不足，补气，加半夏三两"。俞本"腹满"作"腰痛"。

6.15 虚劳腰痛，少腹拘急，小便不利者，八味肾气丸主之。(方见脚气中)

6.16 虚劳诸不足，风、气百疾，薯蓣[1]丸主之。

薯蓣丸方[2]

薯蓣三十分	当归	桂枝
麹	干地黄	豆黄卷各十分
甘草二十八分	人参七分	芎藭
芍药	白术	麦门冬
杏仁各六分	柴胡	桔梗
茯苓各五分	阿胶七分	干姜三分
白敛二分	防风六分	大枣百枚，为膏[3]

右二十一味，末之，炼蜜和丸如弹子大，空腹酒服一丸。一百丸为剂。

【校注】

[1] 吴本"薯蓣"作"署预"。

[2] 吴本无"薯蓣丸"，"方"字属上"主之"后。

[3] 吴本作"署预叁拾分；当归，桂枝去皮，麴，干地黄，大豆黄卷，各拾分；甘草式拾捌分，炙；人参柒分；芎䓖，芍药，白术，麦门冬去心，杏人去皮尖，熬，各陆分；柴胡，桔梗，茯苓，各伍分；阿胶炙，各柒分；干姜叁分；白敛式分；防风陆分；大枣百枚。为膏"。

6.17 虚劳，虚烦不得眠，酸枣汤主之。

酸枣汤方[1]

酸枣仁二升　　　甘草一两　　　知母二两

茯苓二两　　　芎䓖二两[2]　　　○（《深师》有生姜二两[3]）

右五味[4]，以水八升，煮酸枣仁[5]，得六升，内诸药，煮取三升[6]，分温三服。

【校注】

[1] 吴本无"酸枣汤"，"方"字属上"主之"后。

[2] 吴本作"酸枣人式升；甘草壹两，炙；知母式两；茯苓式两，芎䓖式两"。俞本"酸枣仁式升"作"酸枣仁一升"。

[3] 吴本"《深师》有生姜二两"夹注在下煎服法"分温三服"句后。

[4] 吴本下有"哎咀"。

[5] 吴本作"酸枣人"。

[6] 吴本下有"去滓"。

6.18 五劳，虚极，羸瘦，腹满不能饮食。食伤，忧伤，饮伤，房室伤，饥伤，劳伤，经络荣卫气伤，内有干血，肌肤甲错，两目黯黑。缓中补虚，大黄䗪虫丸主之。

大黄䗪虫丸方[1]

大黄十分，蒸	黄芩二两	甘草三两
桃仁一升	杏仁一升	芍药四两
干地黄十两	干漆一两	虻虫一升
水蛭百枚	蛴螬一升熬	䗪虫半升[2]

右十二味，末之，炼蜜和丸小豆大，酒饮服五丸，日三服。

【校注】

[1] 吴本无"大黄䗪虫丸"，"方"字属上"主之"后。

[2] 吴本作"大黄拾分，蒸；黄芩弍两；甘草叁两；桃人壹升，去皮尖，熬；杏人壹升，同上法；芍药肆两；干地黄拾两；干漆壹两，熬；虻虫壹升，去翅足，熬；水蛭壹百枚，熬；蛴螬壹升，熬；䗪虫半升，熬"。

附[1]

《千金翼》炙甘草汤（一云复脉汤） 治虚劳不足，汗出而闷，脉结，悸[2]，行动如常，不出百日。危急者，十一日死[3]。

甘草四两，炙	桂枝[4]	生姜[5]各三两
麦门冬[6]半升[7]	麻仁半升[8]	人参
阿胶各二两[9]	大枣三十枚[10]	生地黄一斤[11]

右九味[12]，以酒七升，水八升，先煮八味，取三升，去滓，内胶消尽，温服一升，日三服[13]。

【校注】

[1] 吴本、俞本、赵本、徐本并作"附方"。

[2] 吴本"悸"上有"心"字。

[3] 吴本作"虚劳不足，汗出而闷，脉结心悸，行动如常，不出百

日。危急者，一十一日死。炙甘草汤主之。方（一云复脉汤）"。

[4] 吴本下有"去皮"。

[5] 吴本下有"切"。

[6] 吴本下有"去心"。

[7] 俞本"升"误作"斤"。

[8] 俞本"升"误作"斤"。

[9] 吴本"人参、阿胶各二两"作"人参式两，阿胶式两"。

[10] 吴本作"大枣叁拾枚，擘"。

[11] 吴本下有"切"。

[12] 吴本下有"㕮咀"。

[13] 吴本下有夹注："见《千金翼》。"

《肘后》獭肝散　治冷劳，又主鬼疰一门相染[1]。
獭肝一具，炙干，末之，水服方寸匕，日三服[2]。

【校注】

[1] 吴本作"治冷劳，又主鬼疰一门相染，獭肝散方"。

[2] 吴本下有夹注："见《肘后》，恐非仲景方。"

○肺痿肺痈咳嗽上气病脉证[1]治第七

论三首[2]　脉证四条　方十六首[3]

【校注】

[1] 吴本"脉证"下有"并"字。

[2] 吴本作"论一首"。

[3] 吴本作"方一十八首"，徐本作"方十五首"。

7.1 问曰：热在上焦者，因咳为肺痿。肺痿之病，何从[1]得之？○师曰：或从汗出，或从呕吐，或从消渴小便利数，或从便难[2]又[3]被快药下利，重亡津液，故得之。

曰[4]：寸口脉数，其人咳，口中反有浊唾涎沫者，何？师曰：为肺痿之病[5]。若口中辟辟燥，咳即[6]胸中隐隐痛，脉反滑数，此为肺痈，咳唾脓血。脉[7]数虚者，为肺痿；数实者[8]，为肺痈。

【校注】

[1]《脉经卷第八·平肺痿肺痈咳逆上气淡饮脉证第十五》"何从"作"从何"。

[2] 吴本无"或从便难"。

[3]《脉经卷第八·平肺痿肺痈咳逆上气淡饮脉证第十五》"又"作"数"。

[4] 吴本、《脉经卷第八·平肺痿肺痈咳逆上气淡饮脉证第十五》作"问曰"。

[5] 吴本、《脉经卷第八·平肺痿肺痈咳逆上气淡饮脉证第十五》作"此为肺痿之病"。

[6]《脉经卷第八·平肺痿肺痈咳逆上气淡饮脉证第十五》"即"作"则"。

[7] 吴本"脉"误作"肺"。

[8]《脉经卷第八·平肺痿肺痈咳逆上气淡饮脉证第十五》作"脉数实者"。

7.2 ○问曰：病咳逆，脉[1]之，何以知此为肺痈、当有脓血、吐之则死[2]？其脉何类？师曰：寸口脉微而数，微则为风，数则为热；微则汗出，数则恶寒。风中于卫，呼气不入；热过于荣，吸而不出。风伤皮毛，热伤血（肺）[脉][3]。风（含）[舍][4]于肺，其人则咳，口干喘满，咽燥不渴，时唾浊沫[5]，时时振寒。热之所过，血为之凝滞[6]，畜结痈脓，吐如米粥。始萌可捄[7]，脓成则死。

【校注】

[1] 脉：诊候。

[2]《脉经卷第八·平肺痿肺痈咳逆上气淡饮脉证第十五》下有"后竟吐脓死"五字。

[3] 吴本、《脉经卷第八·平肺痿肺痈咳逆上气淡饮脉证第十五》"肺"作"脉"，义长，据改。

[4] 吴本、俞本、徐本"含"作"舍"，据改。

[5] 时唾浊沫：吴本作"唾而浊沫"，《脉经卷第八·平肺痿肺痈咳逆上气淡饮脉证第十五》作"多唾浊沫"。

[6] 血为之凝滞：《脉经卷第八·平肺痿肺痈咳逆上气淡饮脉证第十五》作"血为凝滞"。

[7] 捄："救"的古字。《脉经卷第八·平肺痿肺痈咳逆上气淡饮脉证第十五》"捄"作"救"。

7.3 ○上气，面浮肿，肩息，其脉浮大，不治；又加利，尤甚[1]。

【校注】

[1]《脉经》卷第四《诊并病死生诀第七》作"上气，面浮肿，肩息，其脉大，不可治；加利，必死"。

7.4 ○上气，喘而躁者[1]，属肺胀，欲作风水，发汗则愈。

【校注】

[1] 吴本"喘而躁者"作"躁而喘者"。

7.5 肺痿，吐涎沫而不[1]咳者，其人不渴，必遗尿[2]，小便数。所以然者，以上虚不能制下故也。此为肺中冷，必眩，多涎唾。甘草干姜汤以温之[3]。若服汤已渴者，属消渴[4]。

　　甘草干姜汤方[5]

　　甘草四两，炙　　　　　　　干姜二两，炮[6]

　　右[7]，父[8]咀，以水三升[9]，煮取一升伍合[10]，去滓，分温再服[11]。

　　【校注】

　　[1] 吴本"不"下有"能"。

　　[2] 吴本、《脉经卷第八·平肺痿肺痈咳逆上气淡饮脉证第十五》"尿"作"溺"。

　　[3] 吴本"温之"作"温其病"，《脉经卷第八·平肺痿肺痈咳逆上气淡饮脉证第十五》作"温其藏"。

　　[4] 吴本"若服汤已渴者，属消渴"在煎服法"分温再服"后，为夹注。

　　[5] 吴本无"甘草干姜汤"，"方"字属上"甘草干姜汤以温其病"后。

　　[6] 吴本无"炮"。

　　[7] 吴本作"右二味"。

　　[8] 吴本作"哎"。

　　[9] 吴本"三升"作"四升"。

　　[10] 吴本"一升伍合"作"一升半"。俞本、赵本、徐本"伍"并作"五"。

　　[11] 吴本下有"服汤已小温覆之，若渴者，属消渴"夹注。

　　7.6 咳而上气，喉中水鸡声，射干麻黄汤主之。

射干麻黄汤方 [1]

射干十三枚。一法三两　　麻黄四两 [2]　　生姜四两 [3]

细辛　　　　　　　　紫苑　　　　款冬花各三两

五味子半升　　　　　大枣七枚 [4]　　半夏大者洗，八枚 [5]。一法半升 [6]

右九味 [7]，以水一斗二升，先煮麻黄两沸，去上沫，内诸药，煮取三升，分温三服。

【校注】

[1] 吴本无"射干麻黄汤"，"方"字属上"主之"后。

[2] 吴本下有"去节"。

[3] 吴本下有"切"。

[4] 吴本下有"擘"。

[5] 吴本作"半夏大者八枚，洗"。

[6] 俞本"升"误作"斤"。

[7] 吴本下有"㕮咀"。

7.7 咳逆上气 [1]，时时 [2] 唾浊，但坐不得眠 [3]，皂荚丸主之。

皂荚丸方 [4]

皂荚八两，刮去皮，用酥炙 [5]

右一味，末之，蜜丸梧子 [6] 大，以枣膏和汤服三丸，日三夜一服。

【校注】

[1] 吴本"上气"作"气上冲"。

[2] 吴本无"时时"。

[3] 吴本"眠"作"卧"。

[4] 吴本无"皂荚丸"，"方"字属上"主之"后。

[5] 吴本作"皂荚壹挺，刮去皮，炙焦，去子"。"挺"，当作"梃"。

俗书才、木相乱。

[6] 梧子：吴本作"梧桐子"。

7.8 咳而脉浮者[1]，厚朴麻黄汤主之。

厚朴麻黄汤方[2]

厚朴五两　　　　麻黄四两　　　　　石膏如鸡子大

杏仁半升　　　　半夏半升　　　　　干姜二两

细辛二两　　　　小麦一升　　　　　五味子半升[3]

右九味[4]，以水一斗二升，先煮小麦熟[5]，去滓，内诸药，煮取三升[6]，温服一升，日三服。

【校注】

[1] 吴本"咳而脉浮者"作"上气脉浮者"。

[2] 吴本无"厚朴麻黄汤"，"方"字属上"主之"后。

[3] 吴本作"厚朴伍两，炙；麻黄肆两，去节；石膏如鸡子大，碎；杏人半升，去皮尖；干姜式两；细辛式两；小麦壹升；五味子半升；半夏半升，洗"。

[4] 吴本下有"哎咀"。

[5] 俞本"熟"误作"热"。

[6] 吴本下有"去滓"。

7.9 脉沈者，泽漆汤主之。

泽漆汤方[1]

半夏半升　　　　紫参五两（一作紫苑）

泽漆三斤，以东流水五斗煮取一斗五升

生姜五两　　　　白前五两　　　　　甘草

黄芩 　　　　人参 　　　　　桂枝各三两[2]

右九味，㕮咀，内泽漆汁中，煮取五升[3]，温服五合，至夜尽。

【校注】

[1] 吴本无"泽漆汤"，"方"字属上"主之"后。

[2] 吴本作"泽泻叁斤，以东流水五斗煮取壹斗伍升；半夏半升，洗；紫参伍两（一作紫菀）；生姜伍两，切；白前伍两；甘草炙，黄芩，人参，桂枝各三两，去皮"。按，"泽泻"当作"泽漆"，字之误也。俞本"壹斗伍升"作"斗五"。

[3] 吴本下有"去滓"。

7.10 大逆上气，咽喉[1]不利，止逆下气者，麦门冬汤主之。

麦门冬汤方[2]

麦门冬七升 　　　　半夏一升 　　　　　人参二两

甘草二两 　　　　　粳米三合 　　　　　大枣十二枚[3]

右六味[4]，以水一斗二升，煮取六升[5]，温服一升，日三夜一服。

【校注】

[1] 吴本"咽喉"作"喉咽"。

[2] 吴本无"麦门冬汤"，"方"字属上"主之"后。

[3] 吴本作"麦门冬柒升，去心；半夏壹升，洗；人参式两；甘草式两，炙；粳米叁合；大枣拾式枚，擘"。邓本"麦门冬七升"之"升"上一字漫漶，似"十"，兹据吴本、俞本、赵本、徐本录作"七"。

[4] 吴本下有"㕮咀"。

[5] 吴本下有"去滓"。

7.11 肺痈，喘不得卧，葶苈大枣泻肺汤主之。

葶苈大枣泻肺汤方[1]

葶苈熬令黄色，捣丸如弹丸大[2]　　　　　　　大枣十二枚[3]

右，先以水三升煮枣，取二升，去枣，内葶苈，煮取一升，顿服[4]。

【校注】

[1] 吴本无"葶苈大枣泻肺汤"，"方"字属上"主之"后。

[2] 俞本"熬"作"炙"。徐本"弹丸"作"弹子"。

[3] 吴本作"大枣式拾枚，擘"。

[4] 顿服：吴本作"顿服之"。

7.12 咳而胸满，振寒，脉数[1]，咽干，不渴，时[2]出浊唾腥臭，久久吐脓如米[3]粥者，为肺痈，桔梗汤主之。

桔梗汤方[4]（亦治血痹[5]）

桔梗一两[6]　　　　甘草二两[7]

右二味[8]，以水三升，煮取一升[9]，分温再服，则吐脓血也[10]。

【校注】

[1] 振寒，脉数：俞本"寒脉"二字误倒。

[2] 《脉经卷第八·平肺痿肺痈咳逆上气淡饮脉证第十五》"时"作"时时"。

[3] 《脉经卷第八·平肺痿肺痈咳逆上气淡饮脉证第十五》"米"作"粳米"。

[4] 吴本无"桔梗汤"，"方"字属上"主之"后。

[5] 吴本"亦治血痹"作"亦治喉痹"，在下煎服法"则吐脓血也"句后。

[6] 邓本"桔梗"与"两"间残泐一字，据吴本、俞本、赵本、徐本录作"一"。

[7] 吴本下有"炙"。

[8] 吴本下有"哎咀"。

[9] 吴本下有"去滓"。

[10] 俞本"也"误作"色"。吴本后有"亦治喉痹"夹注。

7.13 咳而上气[1]，此为肺胀。其人喘，目如脱状，脉浮大者，越婢加半夏汤主之。

越婢加半夏汤方[2]

麻黄六两　　　　石膏半斤　　　　生姜三两

大枣十五枚　　　甘草二两　　　　半夏半升[3]

右六味[4]，以水六升，先煮麻黄[5]，去上沫，内诸药，煮取三升[6]，分温三服。

【校注】

[1] 吴本"咳而上气"作"咳逆倚息"。

[2] 吴本无"越婢加半夏汤"，"方"字属上"主之"后。

[3] 吴本作"麻黄陆两，去节；石膏半斤，碎；生姜叁两，切；大枣拾伍枚，擘；甘草式两，炙；半夏半升，洗"。

[4] 吴本下有"哎咀"。

[5] 吴本下有"再沸"二字。

[6] 吴本下有"去滓"。俞本作"一升"。

7.14 肺胀，咳而上气，烦燥[1]而喘，脉浮者，心下有水，小青龙加石膏汤[2]主之。

小青龙加石膏汤方[3]（《千金》证治同，外更加胁下痛引缺盆[4]。）

麻黄　　　　　　芍药　　　　　　桂枝

细辛　　　　甘草　　　　干姜各三两

五味子　　　半夏各半升　石膏二两[5]

右九味[6]，以水一斗，先煮麻黄[7]，去上沫，内诸药，煮取三升[8]。强人服一升，羸者减之。日三服。小儿服四合。

【校注】

[1] 燥：吴本作"躁"。

[2] 邓本"汤"字残损，据吴本、俞本、赵本、徐本录正。

[3] 吴本无"小青龙加石膏汤"，"方"字属上"主之"后。

[4] 吴本无此夹注。

[5] 吴本作"麻黄去节；芍药，桂枝，细辛，甘草炙，干姜，各叁两；五味子，半夏洗，各半升；石膏式两，碎"。

[6] 吴本下有"哎咀"。

[7] 吴本下有"减二升"。

[8] 吴本下有"去滓"。

附[1]

【校注】

[1] 吴本、俞本、徐本并作"附方"。

《外台》炙甘草汤　治肺痿涎唾多，心中温温液液者（方见虚劳[1]）。

【校注】

[1] 吴本"《外台》炙甘草汤　治肺痿涎唾多，心中温温液液者（方见虚劳）"作"肺痿涎唾多，心中温温液液者，炙甘草汤主之（方见虚劳门中，见《外台》）"。徐本"方见虚劳"作"方见虚劳中"。

《千金》甘草汤[1]

甘草[2]

右一味[3]，以水三升，煮减半[4]，分温三服[5]。

【校注】

[1] 吴本作"又甘草汤方"。

[2] 吴本作"甘草炙，弍两"。

[3] 吴本下有"哎咀"。

[4] 煮减半：吴本作"煮取一升半，去滓"。

[5] 吴本下有"见《千金》"三字夹注。

《千金》生姜甘草汤　治肺痿咳唾涎沫不止，咽燥而渴[1]。

生姜五两　　　　　人参三两　　　　　甘草四两

大枣十五枚[2]

右四味[3]，以水七升，煮取三升[4]，分温三服[5]。

【校注】

[1] 吴本自"《千金》生姜甘草汤"以下作"肺痿咳唾涎沫不止，咽燥而渴，生姜甘草汤主之。方"。

[2] 吴本作"生姜伍两，切；人参叁两；甘草肆两，炙；大枣拾伍枚，擘"。

[3] 吴本下有"哎咀"。

[4] 吴本下有"去滓"。

[5] 吴本下有"见《千金》"三字夹注。

《千金》桂枝去芍药加皂荚汤　治肺痿吐涎沫[1]。

桂枝　　　　　　　生姜各三两　　　　　甘草二两

大枣十枚　　　　　皂荚一枚，去皮子，炙焦[2]

右五味[3]，以水七升，微微火煮，取三升[4]，分温三服[5]。

【校注】

[1] 吴本自"《千金》桂枝去芍药加皂荚汤"以下作"肺痿吐涎沫，桂枝去芍药加皂荚汤主之。方"。

[2] 吴本作"桂枝去皮；生姜各叁两，切；甘草式两，炙；大枣拾式枚，擘；皂荚壹枚，去皮子，炙焦"。俞本、赵本"皂荚一枚"作"皂荚二枚"，徐本作"皂荚乙枚"。

[3] 吴本下有"哎咀"。

[4] 吴本下有"去滓"。

[5] 吴本下有"见《千金》"三字夹注。

《外台》桔梗白散　治咳而胸满，振寒，脉数，咽干不渴，时出浊唾腥臭，久久吐脓如米粥者，为肺痈[1]。

桔梗　　　　　贝母各三分　　　　巴豆一分，去皮，熬，研如脂[2]

右三味，为散，强人饮服半钱匕，赢者减之。病在膈上者，吐脓血[3]；膈下者[4]，泻出。若下多不止，饮冷水一杯则定[5]。

【校注】

[1] 吴本自"《外台》桔梗白散"以下作"咳而胸满，振寒，脉数，咽干不渴，时出浊唾腥臭，久久吐脓如米粥者，为肺痈，桔梗白散主之。"方。

[2] 吴本作"桔梗叁分；贝母叁分；巴豆壹分，去皮心，熬，研如脂"。邓本"巴豆"与"分"间残缺一字，据吴本、俞本、赵本、徐本补。

[3] 吴本"吐脓血"作"吐出"。

[4] 吴本作"在膈下者"。

[5] 吴本下有"见《外台》"三字夹注。俞本无"则定"二字。

《千金》苇茎汤　治咳有微热，烦满，胸中甲错，是为肺痈[1]。

苇茎二升　　　　薏苡仁半升　　　　桃仁五十枚

瓜瓣半升[2]

右四味，以水一（升）[斗][3]，先煮苇茎[4]，得五升，去滓，内诸药，煮取二升，服一升[5]，再服[6]。当吐如脓[7]。

【校注】

[1] 吴本自"《千金》苇茎汤"以下作"治肺痈苇汤方"。

[2] 吴本作"苇叶切，式升；薏苡人半升；桃人伍拾枚，去皮尖；瓜瓣半升"。

[3] 吴本、俞本、赵本、徐本"升"并作"斗"，义长，据改。

[4] 吴本"苇茎"作"苇"。

[5] 吴本无"服一升"。

[6] 吴本"再服"上有"分温"。

[7] 吴本下有"见《千金》"三字夹注。

肺痈，胸满胀，一身面目浮肿，鼻塞，清涕出，不闻香臭酸辛，咳逆上气，喘鸣迫塞，葶苈大枣泻肺汤主之。（方见上，三日[1]一剂，可至三四剂。此先服小青龙汤一剂，乃进。小青龙汤方见咳嗽门中[2]。）

【校注】

[1] 俞本"三日"作"二日"。

[2] 吴本夹注为大字正文，作："用上方，三日一剂，可至三四剂。此先服小青龙汤一剂，乃进之。小青龙汤方：麻黄去节，桂枝，细辛，甘草炙，干姜，各叁两；五味子，半夏洗，各半升；芍药叁两。右八味，哎咀，以水一斗，先煮麻黄，减二升，去上沫，内诸药，煮取三升，去滓，温服一升。渴者，去半夏加瓜蒌根三两；微利者，去麻黄加荛花一鸡子大，熬；噎者，去麻黄，加附子一枚，炮；小便不利者，

去麻黄，加茯苓四两；喘者，去麻黄，加杏人半升"，下有"咳而上气，肺胀，其脉浮，心下有水气，胁下痛引缺盆，小青龙加石膏汤主之（方见上。并见《千金》）"一节。

○奔豚[1]气病脉证[2]治第八

论二首　方三首

【校注】

[1] 吴本"豚"作"肫"，俞本、赵本、徐本并作"犹"。

[2] 吴本"脉证"下有"并"字。

8.1 师曰：病有奔豚[1]，有吐脓，有惊怖，有火邪，此四部病皆从惊发得之。

○师曰：奔豚病[2]，从少腹[3]起，上冲咽喉，发作欲死[4]，复还[5]止。皆从惊恐得之[6]。

【校注】

[1] 豚，代北方寒水。《素问·金匮真言论第四》："北方黑色，入通于肾，……其类水，其畜彘。"下焦的寒水之气向上冲逆，是为奔豚。吴本"奔豚"作"奔肫"。《脉经卷第八·平胸痹心痛短气贲豚脉证第十》"奔豚"作"贲豚"。

[2] 奔豚病：吴本作"奔肫病者"，《脉经卷第八·平胸痹心痛短气贲豚脉证第十》作"贲豚病者"。

[3]《脉经卷第八·平胸痹心痛短气贲豚脉证第十》"少腹"作"小腹"。

[4]《脉经卷第八·平胸痹心痛短气贲豚脉证第十》"发作欲死"作"发作时欲死"。

[5]《脉经卷第八·平胸痹心痛短气贲豚脉证第十》无"还"。

[6]《脉经卷第八·平胸痹心痛短气贲豚脉证第十》"皆从惊恐得之"作"皆从惊得"。

8.2 奔豚气上冲胸[1]，腹痛，往来寒热[2]，奔豚[3]汤主之。

奔豚汤方[4]

甘草[5]	芎藭	当归各二两
半夏四两[6]	黄芩二两	生葛五两
芍药二两	生姜四两[7]	甘李根白皮[8]一升

右九味[9]，以水二斗，煮取五升[10]，温服一升，日三夜一服。

【校注】

[1]《脉经卷第八·平胸痹心痛短气贲豚脉证第十》"奔豚气上冲胸"作"其气上冲胸"。

[2]《脉经卷第八·平胸痹心痛短气贲豚脉证第十》"往来寒热"作"及往来寒热"。

[3]吴本作"奔肫"，《脉经卷第八·平胸痹心痛短气贲豚脉证第十》作"贲豚"。

[4]吴本无"奔豚汤"，"方"字属上"主之"后。

[5]吴本下有"炙"。

[6]吴本下有"洗"。

[7]吴本下有"切"。

[8]吴本下有"切"。

[9]吴本下有"㕮咀"。

[10]吴本下有"去滓"。

8.3 发汗后[1]，烧针令其汗，针处被寒，核起而赤者，必发贲豚[2]，气从小腹上至心[3]。灸其核上各一壮，与桂枝加桂汤主之[4]。

桂枝加桂汤方[5]

| 桂枝五两 | 芍药三两 | 甘草二两，炙 |
| 生姜三两 | 大枣十二枚[6] | |

右五味[7]，以水七升，微火[8]煮取三升，去滓，温服一升[9]。

【校注】

[1] 吴本、《伤寒论卷第三·辨太阳病脉证并治中第六》无"发汗后"。

[2] 吴本"贲豚"作"奔肫"。

[3] 吴本、《伤寒论卷第三·辨太阳病脉证并治中第六》"气从小腹上至心"作"气从少腹上冲心者"。《伤寒论卷第七·辨可发汗病脉证并治第十六》作"气从少腹上撞心者"。

[4] 吴本、《伤寒论卷第三·辨太阳病脉证并治中第六》、《伤寒论卷第七·辨可发汗病脉证并治第十六》无"主之"。

[5] 吴本无"桂枝加桂汤"，"方"字属上"与桂枝加桂汤"后。

[6] 吴本作"桂枝伍两，去皮；芍药叁两；甘草式两，炙；生姜三两，切；大枣拾伍枚，擘"。俞本"甘草二两"作"甘草三两"。

[7] 吴本下有"哎咀"。

[8] 吴本无"微火"。

[9] 吴本下有："本云桂枝汤，今加桂满五两。所以加桂者，以能泄奔肫气也。"

8.4 发汗后，脐下悸者[1]，欲作贲豚[2]，茯苓桂枝甘草大枣汤主之。

茯苓桂枝甘草大枣汤方[3]

茯苓半斤　　　　甘草二两，炙　　　　大枣十五枚

桂枝四两[4]

右四味[5]，以甘澜水一斗，先煮茯苓，减二升，内诸药，煮取三升，去滓，温服一升，日三服。（甘澜水法：取水二斗，置大盆内，以杓扬之，水上有珠子五六千颗相逐，取用之[6]。）

【校注】

[1] 吴本"脐下悸者"作"其人脐下悸者"。

[2] 吴本"贲豚"作"奔肫"。

[3] 吴本无"茯苓桂枝甘草大枣汤"，"方"字属上"主之"后。

[4] 吴本作"茯苓半斤；桂枝四两，去皮；甘草壹两，炙；大枣拾伍枚，擘"。

[5] 吴本下有"㕮咀"。

[6] 吴本自"甘澜水法"以下作"作甘澜水法：取水三斗，置大盆内，以杓扬之，水上有珠子五七千颗相逐，取用之"。俞本"五六千"误作"五六十"。

○胸痹心痛短气病脉证[1]治第九

论一首　证一首[2]　方十首[3]

【校注】

[1] 吴本"脉证"下有"并"字。

[2] 吴本作"证一条"。

[3] 吴本作"方一十首"。

9.1 师曰：夫脉，当取太过不及[1]。阳微阴弦[2]，即[3]胸痹而痛。所以然者，责其极虚也。今阳虚，知在上焦。所以胸痹心痛者，以其阴弦故也[4]。

【校注】

[1] 吴本、《脉经卷第八·平胸痹心痛短气贲豚脉证第十》"太过不及"作"太过与不及"。

[2] 阳微阴弦：阳，谓寸脉，主上部；微，主不及，主阳虚。《伤寒论卷第一·辨脉法第一》："假令寸口脉微，名曰阳不足。"阴，谓尺脉，主下部；弦，主寒，主水饮。

[3]《脉经卷第八·平胸痹心痛短气贲豚脉证第十》"即"作"则"。

[4]《脉经卷第八·平胸痹心痛短气贲豚脉证第十》作"以其脉阴弦故也"。

9.2 ○平人无寒热，短气不足以息者，实也。

9.3 胸痹之病，喘息咳唾，胸背痛[1]，短气，寸口脉沈而迟[2]，关上小紧数，括蒌[3]薤白白酒汤主之[4]。

括蒌薤白白酒汤方[5]

括蒌实一枚，捣　　　　薤白半升　　　　　白酒七升[6]

右三味，同煮，取二升[7]，分温再服。

【校注】

[1] 吴本"胸背痛"作"胸苦痛"。

[2] 迟 zhì：等待。沈而迟，沉取时等待脉动而不至，谓沉取不得。"寸口脉沈而迟"，所谓"阳微"也。

[3] 吴本、《脉经卷第八·平胸痹心痛短气贲豚脉证第十》"括蒌"作"栝楼"。

[4] 俞本"括蒌薤白白酒汤主之"作"用下方主之"。

[5] 吴本无"括蒌薤白白酒汤","方"字属上"主之"后。

[6] 吴本作"栝楼实壹枚,捣;薤白切,半升;白酒七升"。按,据下文"括蒌薤白半夏汤"的"薤白三两","枳实薤白桂枝汤"的"薤白半斤"之例推之,"薤白半升"疑当作"薤白半斤"。

[7] 吴本下有"去滓"。

9.4 胸痹,不得卧,心痛彻背者,括蒌[1] 薤白半夏汤主之。

括蒌薤白半夏汤方[2]

括蒌实一枚　　　　　薤白三两　　　　　半夏半(斤)[升][3]

白酒一斗[4]

右四味,同煮,取四升[5],温服一升,日三服。

【校注】

[1] 吴本"括蒌"作"栝楼"。

[2] 吴本无"括蒌薤白半夏汤","方"字属上"主之"后。

[3] 吴本作"半夏半升,洗,切";赵本、徐本"斤"亦并作"升"。兹据吴本、赵本、徐本改。

[4] 吴本作"栝楼实壹枚,捣;薤白切,半升;半夏半升,洗,切;白酒七升"。

[5] 吴本下有"去滓"。

9.5 胸痹,心中痞,留气结在胸,胸满,胁下逆抢心[1],枳实薤白桂枝汤主之。人参汤亦主之[2]。

枳实薤白桂枝汤方[3]

枳实四枚　　　　厚朴四两　　　　　薤白半斤

桂枝一两　　　　括蒌一枚，捣^[4]

右五味^[5]，以水五升，先煮枳实、厚朴，取二升^[6]，去滓，内诸药，煮数沸^[7]，分温三服。

人参汤方^[8]

人参　　　　　　甘草^[9]　　　　　干姜

白术各三两

右四味^[10]，以水八升，煮取三升^[11]，温服一升，日三服。

【校注】

[1] 抢 qiāng：冲撞。胁下逆抢心，感觉有气从胁下往上攻冲心。

[2] 吴本"人参汤亦主之"在方后另出一条。

[3] 吴本无"枳实薤白桂枝汤"，"方"字属上"枳实薤白桂枝汤主之"后。

[4] 吴本作"枳实炙，肆枚；厚朴炙，肆两；薤白切，半斤；桂枝去皮，壹两；栝楼实壹枚，捣"。

[5] 吴本下有"咬咀"。

[6] 俞本作"取一升"。

[7] 吴本作"煮三沸，去滓"。

[8] 吴本作"理中汤亦主之。方"。

[9] 吴本下有"炙"。

[10] 吴本下有"咬咀"。

[11] 吴本下有"去滓"。

9.6 胸痹，胸中气塞，短气，茯苓杏仁^[1]甘草汤主之。橘枳姜汤亦主之^[2]。

茯苓杏仁甘草汤方^[3]

茯苓三两　　　　杏仁五十箇　　　　　甘草一两^[4]

右三味^[5]，以水一斗，煮取五升^[6]，温服一升，日三服。（不差，更服^[7]。）

橘枳姜汤方^[8]

橘皮一斤　　　　　枳实三两　　　　　生姜半斤^[9]

右三味^[10]，以水五升，煮取二升^[11]，分温再服。（《肘后》《千金》云：治胸痹，胸中福福如^[12]满，噎塞，习习如^[13]痒，喉中涩，唾燥沫^[14]。）

【校注】

[1] 吴本"杏仁"作"杏人"。

[2] 吴本作"橘皮枳实生姜汤亦主之方"，在方下煎服法"不差，更服"后，另出一条。

[3] 吴本无"茯苓杏仁甘草汤"，"方"字属上"茯苓杏人甘草汤主之"后。

[4] 吴本作"茯苓叁两；杏人伍拾个，去皮尖；甘草壹两，炙"。

[5] 吴本下有"哎咀"。

[6] 吴本下有"去滓"。

[7] 吴本"不差，更服"作"不差，更合服"，大字正文。

[8] 吴本、徐本作"橘皮枳实生姜汤亦主之。方"。

[9] 吴本作"橘皮壹斤；枳实式两，炙；生姜半斤，切"。

[10] 吴本下有"哎咀"。

[11] 吴本下有"去滓"。

[12] 吴本、赵本、徐本"福福"作"愊愊"。愊愊如：充塞的样子。

[13] 习习如：阵作的样子；频作的样子。

[14] 吴本下有"是也"，徐本"喉中涩，唾燥沫"作"喉中涩燥，唾沫"。

9.7 胸痹，缓急者，薏苡附子散主之^[1]。

薏苡附子散方[2]

薏苡仁十五两　　　　　　　　大附子十枚，炮[3]

右二味，杵为散，服方寸匕，日三服[4]。

【校注】

[1] 吴本作"薏苡人附子散主之"，俞本作"用后方主之"。

[2] 吴本无"薏苡附子散"，"方"字属上"主之"后。

[3] 吴本作"薏苡人拾伍两，大附子拾枚，炮"。

[4] 吴本下有"一云服半钱匕"夹注。

9.8 心中痞，诸逆，心悬痛，桂枝生姜枳实汤主之。

桂姜枳实汤方[1]

桂枝　　　　　　生姜各三两　　　　　　枳实五枚[2]

右三味[3]，以水六升，煮取三升[4]，分温三服。

【校注】

[1] 吴本无"桂姜枳实汤"，"方"字属上"主之"后。

[2] 吴本作"桂枝叁两，去皮；枳实伍枚，炙；生姜叁两，切"。

[3] 吴本下有"哎咀"。

[4] 吴本下有"去滓"。

9.9 心痛彻背，背痛彻心，乌头赤石脂丸主之。

赤石脂丸方[1]

蜀椒壹两。一法二分　　　　　乌头壹分，炮　　　　　　附子半两。一法一分
干姜壹两。一法一分　　　　　赤石脂壹两。一法二分[2]

右五味，末之，蜜丸如梧子大，先食服一丸，日三服。（不知，稍加服[3]。）

【校注】

[1] 吴本无"赤石脂丸","方"字属上"主之"后。

[2] 吴本作"乌头炮，去皮，壹分；附子炮，去皮，半两（一法壹分）；赤石脂壹两（一法弎分）；干姜壹两（一法弎分）；蜀椒壹两，汗（一法弎分）"。

[3] 俞本无此五字夹注，吴本"不知，稍加服"作"不知，稍增之"，大字正文。

9.10 九痛丸　治九种心痛[1]。

| 附子三两,炮 | 生狼牙一两,炙香 | 巴豆一两,去皮心,熬,研如脂 |
| 人参 | 干姜 | 吴茱萸各一两[2] |

右六味，末[3]之，炼蜜丸如梧子大，酒下。强人初服三丸，日三服[4]。弱者二丸。〇兼治卒中恶，腹胀痛，口不能言，又治连年积冷，流注，心胸痛，并冷肿上气，落马坠车血疾等，皆主之。忌[5]口如常法。

【校注】

[1] 吴本作"治九种心痛方"。

[2] 吴本作"附子叁两，炮，去皮；巴豆去皮心，壹两，熬，研如脂；生狼牙炙令香，壹两；人参，干姜，吴茱萸各壹两"。

[3] 俞本作"沫"。

[4] 吴本"炼蜜丸"作"錬蜜和丸"，"日三服"作"日一服"。

[5] 吴本"忌"作"禁"。

○腹满寒疝宿食病脉证[1]治[2]第十

论一首[3]　脉证十六条[4]　方十四首[5]

【校注】

[1] 吴本"脉证"下有"并"字。

[2] 赵本无"治"。

[3] 吴本无"论一首"。

[4] 吴本作"脉证一十八条"。

[5] 吴本作"方一十三首"，俞本作"方十五首"，徐本作"方十三首"。

10.1 趺阳脉微弦，法当腹满。不满者，必便难[1]，两胠疼痛。此虚寒从下上也。当以温药服之。

【校注】

[1]《脉经卷第八·平腹满寒疝宿食脉证第十一》"必便难"作"必下部闭塞，大便难"。

10.2 ○病者腹满，按之不痛，为虚；（实）[痛][1]者，为实，可下之。舌[2]黄，未下者，下之黄自去。

【校注】

[1] 吴本、赵本、徐本、《脉经卷第八·平腹满寒疝宿食脉证第十一》"实"并作"痛"，义长，据改。

[2] 舌黄：舌苔黄。

10.3 ○腹满时减，复如故 [1]，此为寒，当与温药。

【校注】

[1]《脉经卷第八·平腹满寒疝宿食脉证第十一》作"减复如故"。

10.4 ○病者痿黄，躁 [1] 而不渴，胸 [2] 中寒实，而利不止者，死。

【校注】

[1] 躁：读若"燥"，口干。寒性凝冱干燥。

[2] 胸：当作"胃"。"胸"或作"胷"、"肖"，故"胃""胸"常
互误。

10.5 ○寸口脉弦者，即 [1] 胁下拘急而痛，其人啬啬恶寒也。

【校注】

[1]《脉经卷第八·平腹满寒疝宿食脉证第十一》"即"作"则"。

10.6 ○夫中寒家，喜欠，其人清涕出。发热色和者，善嚏。

10.7 ○中寒，其人下利，以里虚也。欲嚏不能，此人肚中寒（一
云痛）。

10.8 ○夫瘦人绕脐痛，必有风冷。谷气不行，而反下之，其气必
冲；不冲者，心下则痞 [1]。

【校注】

[1] 俞本、赵本"痞"下有"也"字。

10.9 ○病腹满，发热十日，脉浮而数，饮食如故，厚朴七物汤主之[1]。

厚朴七物汤方[2]

厚朴半斤	甘草	大黄各三两
大枣十枚	枳实五枚	桂枝二两

生姜五两[3]

右七味[4]，以水一斗，煮取四升[5]，温服八合，日三服。○呕者，加半夏五合。○下利[6]，去大黄。○寒多者，加生姜至半斤。

【校注】

[1]《脉经卷第八·平腹满寒疝宿食脉证第十一》作"腹满痛，厚朴七物汤主之"，"发热十日，脉浮而数，饮食如故"为下"厚朴三物汤"所主。

[2]吴本无"厚朴七物汤"，"方"字属上"主之"后。

[3]吴本作"厚朴半斤，炙；甘草炙，大黄，各叁两；大枣拾枚，擘；枳实伍枚，炙；桂枝式两，去皮；生姜伍两，切"。

[4]吴本下有"哎咀"。

[5]吴本下有"去滓"。

[6]吴本下有"者"字。

10.10 腹中寒气，雷鸣切痛[1]，胸胁逆满，呕吐，附子粳米汤主之。

附子粳米汤方[2]

附子一枚，炮	半夏半升	甘草一两
大枣十枚	粳米半升[3]	

右五味，以水八升，煮米熟，汤成，去滓，温服一升，日三服。

【校注】

[1] 切 qiè 痛：剧痛。切，急；重。

[2] 吴本无"附子粳米汤"，"方"字属上"主之"后。

[3] 吴本作"附子壹枚，炮，去皮，破八片；半夏半升，洗；甘草壹两，炙；大枣拾枚，擘；粳米半升"。

10.11 痛而闭者[1]，厚朴三物汤主之。

厚朴三物汤方[2]

厚朴八两　　　　　　　　大黄四两　　　　　　　　枳实五枚[3]

右三味[4]，以水一斗二升，先煮二味，取五升[5]，内大黄，煮取三升，温（分）[服][6]一升，以利为度[7]。

【校注】

[1] 吴本"痛而闭者"作"腹满脉数"。《脉经卷第八·平腹满寒疝宿食脉证第十一》作"病腹满，发热数十日，脉浮而数，饮食如故"。

[2] 吴本无"厚朴三物汤"，"方"字属上"主之"后。

[3] 吴本作"厚朴半斤，炙；大黄肆两；枳实伍枚，炙"。

[4] 吴本作"右三药，哎咀"。

[5] 吴本下有"去滓"。

[6] 吴本、赵本、徐本"温分"并作"温服"，据改。

[7] 吴本"以利为度"作"腹中转动，更服；不动，勿服"。

10.12 按之心下满痛者[1]，此为实也[2]，当下之，宜大柴胡汤[3]。

大柴胡汤方[4]

柴胡半斤　　　　　　　　黄芩三两　　　　　　　　芍药三两

半夏半升，洗　　　　　　枳实四枚，炙　　　　　　大黄二两

大枣十二枚　　　　　　　生姜五两[5]

右八味[6]，以水乙[7]斗二升，煮取六升，去滓再煎[8]，温服一升，日三服[9]。

【校注】

[1] 吴本"按之心下满痛者"作"病腹中满痛者"。

[2]《脉经卷第八·平腹满寒疝宿食脉证第十一》"按之心下满痛者，此为实也"作"按之心下满痛，为实"。

[3] 俞本下有"主之"。《脉经卷第八·平腹满寒疝宿食脉证第十一》无"宜大柴胡汤"。

[4] 吴本无"大柴胡汤"，"方"字属上"主之"后。

[5] 吴本作"柴胡捌两；黄芩叁两；芍药叁两；半夏半升，洗；枳实肆枚，炙；大枣拾贰枚，擘；生姜伍两，切"，无"大黄二两"。俞本"芍药三两"作"芍药二两"，"大黄"误为"大枣"。

[6] 吴本作"右七味，㕮咀"。

[7] 俞本、赵本"乙"作"一"。

[8] 吴本下有"取三升"。

[9] 吴本无"日三服"。吴本、《伤寒论卷第三·辨太阳病脉证并治中第六》下有"一方加大黄二两，若不加，恐不名大柴胡也"。

10.13 腹满不减，减不足言，当须下之[1]，宜大承气汤[2]。

大承气汤方

大黄四两，酒洗　　　　　厚朴半斤，去皮，炙　　　　　枳实五枚，炙
芒消三合[3]

右四味，以水一斗，先煮二物，取五升，去滓，内大黄，煮取二升，内芒消，更上火微一二沸，分温再服。得下，馀勿服[4]。

【校注】

[1]《脉经卷第八·平腹满寒疝宿食脉证第十一》"当须下之"作"当下之"。

[2] 吴本下有夹注："方见痉病中。"《脉经卷第八·平腹满寒疝宿食脉证第十一》无"宜大承气汤"。

[3] 俞本"三合"作"二合"。

[4] 吴本无"大承气汤方"至"得下，馀勿服"部分文字。

10.14 心胸中大寒痛，呕不能饮食，腹中寒上冲，皮起，出见有头足，上下痛而不可触近，大建中汤主之[1]。

大建中汤方[2]

蜀椒二合，汗[3]　　　　干姜四两　　　　人参二两

右三味[4]，以水四升，煮取二升[5]，去滓，内胶饴一升，微火煎取一升半，分温再服。如一炊顷，可饮粥二升[6]后[7]更服。当一日食糜，温覆之。

【校注】

[1] 俞本"大建中汤主之"作"用后汤"。

[2] 吴本无"大建中汤"，"方"字属上"主之"后。

[3] 邓本"汗"字漫漶，吴本作"蜀椒二合，汗"，俞本作"蜀椒二合，去汁"，徐本无"汗"。

[4] 吴本下有"㕮咀"。

[5] 吴本夺去"煮取二升"。

[6] 吴本"二升"作"二升许"。

[7] 吴本无"后"。

10.15 胁下偏痛，发热[1]，其脉紧弦[2]，此寒也，以温药下之，宜

大黄附子汤[3]。

大黄附子汤方[4]

大黄三两　　　　附子三枚，炮　　　　细辛二两[5]

右三味[6]，以水五升，煮取二升[7]，分温三服。若强人，煮取二升半，分温三服[8]。服后如人行四五里，进一服。

【校注】

[1]《脉经卷第八·平腹满寒疝宿食脉证第十一》无"发热"。

[2]吴本"紧弦"作"弦紧"。

[3]俞本作"宜用后汤"。

[4]吴本无"大黄附子汤"，"方"字属上"宜大黄附子汤"后。

[5]吴本作"大黄叁两；附子叁枚，炮，去皮，破；细辛弍两"。

[6]吴本下有"哎咀"。

[7]吴本下有"去滓"。

[8]吴本作"分三服"。

10.16 寒气厥逆，赤丸主之。

赤丸方[1]

茯苓四两　　　　半夏四两，洗。（一方用（佳）[桂]）[2]

乌头二两，炮[3]

细辛一两（《千金》作人参）[附子弍两，炮，去皮。射罔壹枚，如枣大][4]

右六味[5]，末之，内真朱[6]为色，炼蜜丸[7]如麻子大，先食酒饮下三丸[8]，日再夜一服。不知，稍增之，以知为度[9]。

【校注】

[1]吴本无"赤丸"，"方"字属上"主之"后。

[2] 吴本、俞本、赵本、徐本"佳"作"桂"，据改。

[3] 吴下有"去皮"。

[4] 吴本下有"附子弎两，炮，去皮；射罔壹枚如枣大"，据补。

[5] 赵本作"右四味"。

[6] 俞本"真朱"作"真珠"，徐本作"真硃"。

[7] 吴本"炼蜜丸"作"鍊蜜和丸"，俞本"炼蜜"倒为"蜜炼"。

[8] 吴本"下三丸"作"服一丸"。

[9] 吴本"稍增之，以知为度"作"二丸为度"。

10.17 腹痛，脉弦而紧[1]。弦则卫气不行，即恶寒[2]；紧则不欲食。邪正相搏[3]，即[4]为寒疝。寒疝遶脐痛，若[5]发，则白汗[6]出，手足厥冷[7]，其脉沈弦者，大乌头煎[8]主之。

乌头煎方[9]

乌头大者五枚，熬，去皮，不㕮咀[10]

右[11]，以水三升，煮取一升，去滓，内蜜二升，煎令水气尽，取二升。强人服七合，弱人服五合。不差，明日更服，不可一日再服[12]。

【校注】

[1] 吴本"腹痛，脉弦而紧"作"寸口脉弦而紧"。

[2] 吴本"即恶寒"上重"卫气不行"。

[3] 吴本"邪正相搏"作"弦紧相搏"。

[4]《脉经卷第八·平腹满寒疝宿食脉证第十一》"即"作"则"。

[5] 俞本、徐本"若"误作"苦"。

[6] 白音伯。白汗，大汗。说详拙著《黄帝内经素问校补》该条。

[7] 吴本、《脉经卷第八·平腹满寒疝宿食脉证第十一》"厥冷"作"厥寒"。

[8]《脉经卷第八·平腹满寒疝宿食脉证第十一》"大乌头煎"作"大乌头汤"。

[9]吴本无"乌头煎","方"字属上"主之"后。

[10]吴本作"乌头拾伍枚，熬黑，不哎咀"。

[11]吴本作"右一味"。

[12]吴本作"慎不可一日再服"，下有夹注："邓氏乌头大者五枚，'十'字必误也。"俞本、赵本作"不可日再服"。

10.18 寒疝，腹中痛及胁痛里急者，当归生姜羊肉汤主之[1]。

当归生姜羊肉汤方[2]

当归三两　　　　生姜五两[3]　　　　羊肉一斤

右三味[4]，以水八升，煮取三升[5]，温服七合，日三服。若寒多者，加生姜成一斤；痛多而呕者，加橘皮二两、白朮一两[6]。加生姜者，亦加水五升，煮取三升二合服之。

【校注】

[1]俞本"当归生姜羊肉汤主之"作"宜用后方"。

[2]吴本无"当归生姜羊肉汤"，"方"字属上"主之"后。

[3]吴本下有"切"。

[4]吴本下有"哎咀"。

[5]吴本下有"去滓"。

[6]吴本作"朮一两"。

10.19 寒疝，腹中痛，逆冷，手足不仁，若[1]身疼痛，灸刺诸药不能治，抵当乌头桂枝汤主之[2]。

乌头桂枝汤方[3]

乌头[4]

右一味，以蜜二（斤）[升][5]，煎减半，去滓，以桂枝汤五合解[6]之，令[7]得一升后[8]，初服二合；不知，即服三合；又不知，复加至五[9]合。其知者，如醉状；得吐者，为中病。

桂枝汤方

桂枝三两，去皮　　　　芍药三两　　　　　　甘草二两，炙
生姜三两　　　　　　　大枣十二枚[10]

右五味，㕮[11]，以水七升，微火[12]煮取三升，去滓。

【校注】

[1] 吴本"若"作"者"，笺云："'者'字误，当作'苦'。"

[2] "抵"当作"祗"；当，合也。祗当，只适合。俞本作"抵当用后方"。

[3] 吴本无"乌头桂枝汤"，"方"字属上"主之"后。

[4] 吴本作"乌头伍枚，实者，去角"。

[5] "斤"当作"升"。参前乌头煎，彼作"二升"。

[6] 解：稀释。

[7] 邓本"令"字漫漶，兹据吴本、徐本录正。

[8] 吴本"一升后"作"一升许"，俞本、赵本无"令"。

[9] 邓本"五"字漫漶，兹据吴本、俞本、赵本、徐本录正。

[10] 吴本下有"擘"。

[11] 吴本"㕮"作"咬咀"。

[12] 吴本无"微火"。

10.20 其脉数而紧乃弦[1]，状如弓弦，按之不移。脉数弦者，当下其寒。脉紧大[2]而迟者，必心下坚；脉大而紧者，阳中有阴，可下之[3]。

【校注】

[1] 乃：若。吴本、《脉经卷第八·平腹满寒疝宿食脉证第十一》"其脉数而紧乃弦"作"夫脉浮而紧乃弦"。

[2] 吴本"紧大"作"双弦"。

[3] 吴本此节在"附方"下。

附[1]

【校注】

[1] 吴本、俞本作"附方"。

《外台》乌头汤[1]　治[2]寒疝腹中绞痛，贼风入[3]攻五脏[4]，拘急不得转侧，发作有时[5]，使[6]人阴缩，手足厥逆。（方见上[7]）

【校注】

[1] 吴本"《外台》乌头汤"作"乌头汤"。

[2] 吴本"治"作"主"。

[3] 吴本"入"作"入腹"。

[4] 吴本"脏"作"藏"。

[5] 吴本"发作有时"上有"叫呼"。

[6] 俞本"使"误作"庱"。

[7] 吴本"方见上"作"用上方，见《外台》"。按，《外台秘要方卷第十四·贼风方一十二首》："又乌头汤：主寒疝腹中绞痛、贼风入腹攻五藏、拘急不得转侧、叫呼、发作有时、使人阴缩、手足厥逆。方：乌头十五枚，炮；芍药四两；甘草二两，炙；大枣十枚，擘；生姜一斤；桂心六两。右六味，切，以水七升煮五物，取三升，去滓；别取乌头去皮四破、蜜二升，微火煎令减五六合，内汤中，两三沸，去滓，服一合。日三，间食。强人三合。以如醉状为知，不知，渐增。

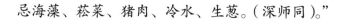

忌海藻、菘菜、猪肉、冷水、生葱。（深师同）。"

《外台》柴胡桂枝汤方　治心腹卒中痛者^[1]。

柴胡四两	黄芩	人参
芍药	桂枝	生姜各一两半
甘草一两	半夏二合半	大枣六枚^[2]

右九味^[3]，以水六升，煮取三升^[4]，温服一升，日三服。

【校注】

[1] 吴本作"寒疝腹中痛者，柴胡桂枝汤主之。方"。《外台秘要卷第七·寒疝腹痛方》"心腹卒中痛"亦作"寒疝腹中痛"。

[2] 吴本作"柴胡肆两；黄芩，人参，芍药，桂枝去皮，生姜切，各壹两半；甘草壹两，炙；半夏弍合，洗；大枣陆枚，擘"。俞本"半夏二合半"亦作"半夏二合"。

[3] 吴本下有"咬咀"。

[4] 吴本下有"去滓"。

《外台》走马汤　治中恶，心痛腹胀，大便不通^[1]。

| 巴豆二枚，去皮心，熬 | 杏仁二枚^[2] |

右二味，以绵缠^[3]，捶^[4]令碎，热汤二合，捻取白汁饮之，当下。老小量之。通治飞尸鬼击病^[5]。

【校注】

[1] 吴本"《外台》走马汤，治中恶，心痛腹胀，大便不通"作"卒疝，走马汤主之。方"。

[2] 吴本作"杏人弍枚，去皮尖"。

[3] 吴本"以绵缠"作"取绵缠"。

[4] 吴本"捶"作"槌"。

[5] 吴本下有"并见《外台》"夹注。

10.21 问曰：人病有宿食，何以别之？○师曰：寸口脉浮而大，按之反[1]濇，尺中亦微而濇，故知有宿食，大承气汤主之[2]。

【校注】

[1] 俞本"反"误作"及"。

[2] 吴本下有"方见痓病中"夹注。《脉经卷第八·平腹满寒疝宿食脉证第十一》无"大承气汤主之"。

10.22 ○脉数而滑者，实也[1]，此有宿食，下之愈[2]，宜大承气汤[3]。

【校注】

[1] 邓本"也"字漫漶，据吴本、赵本、徐本录正。

[2]《脉经卷第八·平腹满寒疝宿食脉证第十一》"此有宿食，下之愈"作"有宿食，当下之"。

[3] 吴本下有"用上方"夹注。《脉经卷第八·平腹满寒疝宿食脉证第十一》无"宜大承气汤"。

10.23 ○下利，不饮[1]食者，有宿食也[2]，当[3]下之，宜大承气汤[4]。

大承气汤方（见前痓病中[5]）

【校注】

[1] 吴本、《脉经卷第八·平腹满寒疝宿食脉证第十一》"饮"作"欲"。

[2] 吴本"有宿食也"作"有宿食故也",《脉经卷第八·平腹满寒疝宿食脉证第十一》作"有宿食"。

[3] 邓本"当"字漫漶,据吴本、赵本、徐本录正。《脉经卷第八·平腹满寒疝宿食脉证第十一》无"当"。

[4] 《脉经卷第八·平腹满寒疝宿食脉证第十一》无"宜大承气汤"。吴本下有夹注:"用上方。"徐本作"见前痉病中"。

[5] 吴本无"大承气汤方(见前痉病中)"。

10.24 宿食在上脘[1],当吐之,宜[2]瓜蒂散[3]。

瓜蒂散方[4]

瓜蒂一分,熬黄　　　　　赤小豆一分,煮[5]

右二味,杵为散,以香豉七合,煮取汁,和散一钱匕[6],温服之。不吐者,少加之[7],以快吐为度而止[8](亡血及虚者,不可与之[9])。

【校注】

[1] 吴本、《脉经卷第八·平腹满寒疝宿食脉证第十一》"脘"作"管"。在胃脘之意上,管、脘是古今字。

[2] 吴本"宜"作"可与"。

[3] 《脉经卷第八·平腹满寒疝宿食脉证第十一》无"宜瓜蒂散"。

[4] 吴本无"瓜蒂散","方"字属上"瓜蒂散"后。

[5] 吴本"煮"作"熬"。

[6] 吴本"以香豉七合,煮取汁,和散一钱匕"作"取一钱匕,以香豉一合,热汤七合,煮取汁,和散"。

[7] 吴本"少加之"作"少少加之"。

[8] 吴本"以快吐为度而止"作"快吐乃止"。

[9] 吴本"亡血及虚者,不可与之"作"亡血、虚家,不可与之",大字正文。

10.25 脉紧 [1] 如转索无常者 [2]，有宿食也 [3]。

【校注】

[1] 吴本"脉紧"下有"者"字。

[2]《脉经卷第八·平腹满寒疝宿食脉证第十一》"脉紧如转索无常者"作"寸口脉紧如转索，左右无常者"。

[3] 吴本、《脉经卷第八·平腹满寒疝宿食脉证第十一》并无"也"。

10.26 ○脉紧，头痛风寒，腹中有宿食不化也 [1]。

【校注】

[1] 吴本、俞本、徐本下并有"一云寸口脉紧"夹注。按，吴本 10.25、10.26 在 10.22 前。

新编金匮方论卷上 [1][2]

【校注】

[1] 吴本作"金匮要略方卷上"，俞本作"新编金匮要略方卷上"。

[2] 北京大学藏本卷后有杨守敬题跋一则："《金匮要略》以明赵开美仿宋本为最佳，次则俞桥本，然皆流传绝少。医统本则夺误至多。此元刊本与赵本悉合，尤为稀有之籍。光绪丁酉三月得见于上海寄观阁，因记。宜都杨守敬。"

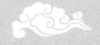

新编金匮方论卷中^[1]

尚书司封郎中充秘阁校理臣　林亿等诠次

　　　　　　　晋　王叔和　集

　　　　　　　汉　张仲景　述^[2]

○五藏^[3]风寒积聚病脉证并^[4]治第十一

论二首^[5]　脉证十七条^[6]　方二首^[7]

【校注】

[1] 吴本作"金匮要略方卷中"。

[2] 吴本作"汉　张仲景述 晋　王叔和集 臣　林亿等诠次"。按，吴本此下有"第十一"至"第二十"篇目次："五藏风寒积聚病脉证并治第十一；痰饮咳嗽病脉证并治第十二；消渴小便利淋病脉证并治第十三；水气病脉证并治第十四；黄疸病脉证并治第十五；惊悸衄吐下血胸满瘀血病脉证并治第十六；呕吐哕下利病脉证并治第十七；疮痈肠痈浸淫病脉证并治第十八；趺蹶手指臂肿转筋阴狐疝蛔虫病脉证并治第十九；杂疗方第二十。"《杂疗方第二十》下有夹注："加减柴胡饮，诃梨勒丸，备急丸，寒食散，救卒死，尸厥，客忤，缢，暍死，

溺死，马坠。"

[3] 俞本、赵本、徐本"五藏"作"五脏"。

[4] 徐本无"并"。

[5] 吴本作"论一首"。

[6] 吴本作"脉证二条"。

[7] 吴本作"方三首"。

11.1 肺中风者，口燥而喘，身运而重，冒而肿胀。

11.2 ○肺中寒[1]，吐浊涕。

【校注】

[1] 吴本作"肺中寒者"。

11.3 ○肺死藏，浮之虚，按之弱如葱叶下无根者，死。

11.4 肝中风者，头目瞤，两胁痛，行常伛，令人嗜甘。

11.5 ○肝中寒者，两臂不举，舌本燥，喜太息，胸中痛，不得转侧，食则吐而汗出也（《脉经》、《千金》云：时盗汗，咳，食已吐其汁[1]。）。

【校注】

[1] 吴本"咳，食已吐其汁"作"饮食已，吐其汁"。

11.6 ○肝死藏，浮之弱[1]，按之如索不来，或曲如蛇行者，死。

【校注】

[1]《脉经卷第三·肝胆部第一》作"浮之脉弱"。

11.7 ○肝著，其人常欲蹈[1]其胸上。先未苦时，但欲饮热。旋復花[2]汤主之。（臣亿等校诸[3]本旋复花汤方皆（问）[同][4]。）

【校注】

[1] 蹈 tāo：读若"搯"tāo，叩击。

[2] 吴本作"旋覆花"。下同，不复出校。

[3] 徐本"诸"作"者"。

[4] 吴本"皆问"作"本阙"。俞本、赵本、徐本作"皆同"，据改。

11.8 心中风者，翕翕发热，不能起，心中饥 [1]，食即呕吐 [2]。

【校注】

[1] 吴本、《脉经卷第六·心手少阴经病证第三》"心中饥"下有"而欲食"三字。

[2]《脉经卷第六·心手少阴经病证第三》"食即呕吐"作"食则呕"。

11.9 ○心中寒者，其人苦病心如啖蒜状，剧者心痛彻背，背痛彻心，譬如蛊注。其脉浮者，自吐乃愈。

11.10 ○心伤者，其人劳倦即头面赤而下重，心中痛而自烦，发热，当脐跳，其脉弦，此为心藏伤所致也。

11.11 ○心死藏，浮之实如麻豆 [1]，按之益躁疾者，死。

【校注】

[1]《脉经卷第三·心小肠部第二》作"浮之脉实如豆麻击手"。吴本"麻豆"亦作"豆麻"，徐本"浮之实如麻豆"作"浮之丸"。

11.12 ○邪哭使魂魄不安者，血气少也。血气少者，属于心。心气虚者，其人则畏，合目欲眠，梦远行而精神离散，魂魄妄行。阴气衰者为癫，阳气衰者为狂 [1]。

【校注】

[1]《脉经卷第六·心手少阴经病证第三》"为癫""为狂"上有"即"字。

11.13 脾中风者，翕翕发热，形如醉人，腹中烦重，皮（目）[肉][1]瞤瞤而短气。

【校注】

[1]吴本、《脉经卷第六·脾足太阴经病证第五》"目"并作"肉"，义长，据改。

11.14 ○脾死藏，浮之大坚，按之如覆杯，洁洁[1]状如摇者，死[2]（臣亿等详[3]五藏各有中风中寒，今脾只载中风，肾中风、中寒俱不载者，以古文简乱，[亡失][4]极多，去古[5]既远，无它[6]可以补缀也。）

【校注】

[1]洁洁：读若"挈 qiè 挈"，急疾貌。

[2]《脉经卷第三·脾胃部第三》此节作"脾死藏，浮之脉大缓，按之中如覆杯、絜絜状如摇者，死"。按，"絜絜"亦同"挈 qiè 挈"。

[3]俞本、徐本"详"作"计"。

[4]吴本"极多"上有"亡失"二字，据补。

[5]俞本"古"误作"右"。

[6]吴本、赵本、徐本"无它"并作"无文"。

11.15 趺阳脉浮而濇，浮则胃气强，濇则小便数，浮濇相搏，大便则坚，其脾为约。麻子仁[1]丸主之。

麻子仁丸方[2]

麻子仁贰升　　　　　芍药半斤　　　　　枳实乙斤

大黄乙斤　　　　　　厚朴乙尺　　　　　杏仁乙升 [3]

右六味，末之，炼蜜和丸梧子大 [4]，饮服十丸，日三 [5]，以知为度。

【校注】

[1] 吴本"麻子仁"作"麻子人"。下或同，不复出校。

[2] 吴本无"麻子仁丸"，"方"字属上"主之"后。

[3] 吴本作"麻子人贰升；芍药半斤；枳实壹斤，炙；大黄壹斤；厚朴壹尺，炙；杏人壹升，去皮尖，熬焦"。俞本"乙"作"一"。俞本、徐本"贰"作"二"。

[4] 吴本"梧子大"作"如梧子大"。

[5] 吴本"日三"作"日三服，渐加"。

11.16 肾著之病，其人身体重，腰 [1] 中冷，如坐水中 [2]，形如水状 [3]，反不渴，小便自利，饮食如故 [4]。病属下焦 [5]。身劳汗出 [6]，衣（一作表 [7]）里冷湿 [8]，久久得之。腰以下冷痛，腹重如带五千钱 [9]。甘姜苓朮汤 [10] 主之。

甘草干姜茯苓白朮汤方 [11]

甘草　　　　　　　白朮各二两　　　　　干姜

茯苓各四两 [12]

右四味 [13]，以水五升，煮取三升 [14]，分温三服，腰中即温。

【校注】

[1] 吴本作上"要"下"月"。

[2]《脉经卷第六·肾足少阴经病证第九》"如坐水中"作"如冰状"。

[3]《脉经卷第六·肾足少阴经病证第九》无"形如水状"。

[4] 吴本、《脉经卷第六·肾足少阴经病证第九》"饮食如故"作"食饮如故",《脉经》下有"是其证也"。

[5]《脉经卷第六·肾足少阴经病证第九》"下焦"作"下膲"。

[6] 吴本、《脉经卷第六·肾足少阴经病证第九》"身劳汗出"上有"从"字。

[7] 吴本"表"误作"里"。

[8]《脉经卷第六·肾足少阴经病证第九》"衣里冷湿"下有"故"字。

[9]《脉经卷第六·肾足少阴经病证第九》"腰以下冷痛,腹重如带五千钱"作"肾著之为病,从腰以下冷,腰重如带五千钱"。

[10] 吴本作"甘草干姜茯苓白朮汤"。

[11] 吴本无"甘草干姜茯苓白朮汤","方"字属上"主之"后。

[12] 吴本作"甘草弐两,炙,干姜肆两,茯苓肆两,白朮弐两"。

[13] 吴本下有"㕮咀"。

[14] 吴本下有"去滓"。

11.17 肾死藏,浮之坚,按之乱如转丸[1],益下入尺中者,死。

【校注】

[1]《脉经卷第六·肾足少阴经病证第九》"丸"作"圆"。

11.18 问曰:三焦[1]竭部,上焦[2]竭善噫,何谓也?〇师曰:上焦受中焦气。未和,不能消谷,故(能)[令][3]噫耳。下焦竭,则[4]遗溺失便,其气不和,不能自禁制。不须治,久则[5]愈。

【校注】

[1] 俞本"三焦"作"三噍"。

[2] 俞本"上焦"作"上嚼"。

[3] 吴本"能"作"令"，义长，据改。

[4] 吴本、俞本、赵本、徐本"则"并作"即"。

[5] 吴本"则"作"自"。

11.19 师曰：热在上焦者，因咳为肺痿；热在中焦者，则为坚；热在下焦者，则尿[1]血，亦令淋秘[2]不通。大肠有寒者，多鹜溏；有热者，便肠垢。小肠有寒者，其人下重便血[3]；有热者，必痔。

【校注】

[1] 吴本"尿"作"溺"。

[2] 吴本"秘"作"闭"。

[3]《脉经卷第六·小肠手太阳经病证第四》"血"作"脓血"。

11.20 问曰：病有积，有聚，有谷气，何谓也？师曰：积者，藏病也，终不移；聚者，府病也，发作有时，展转痛移，为可治。谷气者，胁下痛，按之则愈，复发[1]为谷气。

诸积大法，脉来细而附骨者，乃积也。寸口，积在胸中；微出寸口，积在喉中。关上，积在脐傍；上关上，积在心下；微下关，积在少腹[2]。尺中[3]，积在气冲[4]。脉出左，积在左；脉出右，积在右[5]；脉两[6]出，积在中央。各以其部处[7]之。

【校注】

[1]《脉经卷第八·平五藏积聚脉证第十二》"复发"作"愈复发"。

[2] 俞本"少腹"作"小腹"。

[3]《脉经卷第八·平五藏积聚脉证第十二》"尺中"作"尺"。

[4]《脉经卷第八·平五藏积聚脉证第十二》"气冲"作"气街"。

[5]《脉经卷第八·平五藏积聚脉证第十二》"脉出左，积在左；脉

出右，积在右"作"脉出在左，积在左；脉出在右，积在右"。

[6] 两：同时。

[7] 处：决断；诊断。

○痰饮咳嗽病脉证并治第十二

论一首　脉证二十一条　方十八首[1]

【校注】

[1] 吴本作"方一十八首"。俞本、徐本作"方十九首"。

12.1 问曰：夫饮有四，何谓也？○师曰：有痰饮[1]，有悬饮，有溢饮，有支饮。

【校注】

[1]《脉经卷第八·平肺痿肺痈咳逆上气淡饮脉证第十五》"痰饮"作"淡饮"。

12.2 ○问曰：四饮何以为异？○师曰：其人素盛今瘦，水走肠间，沥沥有声，谓之痰饮[1]。饮后水流在胁下，咳唾引痛，谓之悬饮。饮水流行，归于四肢，当汗出而不汗出，身体疼重，谓之溢饮。咳逆倚息[2]，短气不得卧，其形如肿，谓之支饮。

【校注】

[1]《脉经卷第八·平肺痿肺痈咳逆上气淡饮脉证第十五》"痰饮"作"淡饮"。

[2] 吴本"咳逆倚息"上有"其人"。

12.3 ○水在心，心下坚筑 [1]，短气，恶水，不欲饮。

【校注】

[1] "筑" 读若 "笃"。厚实；坚固。吴本 "筑" 下有重文符。

12.4 ○水在肺，吐涎沫，欲饮水。
12.5 ○水在脾，少气身重。
12.6 ○水在肝，胁下支满，嚏而痛。
12.7 ○水在肾，心下悸。
12.8 ○夫心下有留饮，其人背寒冷如（水）[手]大 [1]。

【校注】

[1] 吴本、《脉经卷第八·平肺痿肺痛咳逆上气淡饮脉证第十五》"如水大" 作 "大如手"，赵本作 "如手大"，徐本作 "如掌大"。据赵本改。

12.9 ○留饮者，胁下痛引缺盆，咳嗽则辄已（一作 "转甚 [1]"）。

【校注】

[1] 据上下文意，作 "转甚" 义长。

12.10 ○胸中有留饮，其人短气而渴。四肢历节痛，脉沈者 [1]，有留饮。

【校注】

[1]《脉经卷第八·平肺痿肺痛咳逆上气淡饮脉证第十五》"脉沈

者"上有"其"。

12.11 ○膈上病痰[1]，满喘咳吐[2]，发则寒热，背痛腰疼，目泣自出，其人振振身𥆧剧，必有伏饮。

【校注】

[1] 吴本"膈上病痰"作"膈上之病"。

[2] 吴本"咳吐"作"咳唾"。

12.12 ○夫病人饮水多[1]，必暴喘满。凡食少饮多，水停心下[2]，甚者则悸，微者短气。脉双弦者，寒也，皆大下后 [喜] 虚[3]；脉偏弦者，饮也。

【校注】

[1] 吴本"饮水多"上有"卒"字。

[2]《脉经卷第八·平肺痿肺痈咳逆上气淡饮脉证第十五》"水停心下"作"心下水停"。

[3] 邓珍本"后"下阙一字，吴本、《脉经卷第八·平肺痿肺痈咳逆上气淡饮脉证第十五》作"喜"，赵本作"善"，徐本作"里"。兹据吴本、《脉经》补。

12.13 ○肺饮，不弦，但苦[1]喘短气。

【校注】

[1]《脉经卷第八·平肺痿肺痈咳逆上气淡饮脉证第十五》"苦"作"喜"。

12.14 ○支饮，亦喘而不能卧，加短气，其脉平也。

12.15 ○病痰饮[1]者，当以温药和之。

【校注】

[1]《脉经卷第八·平肺痿肺痈咳逆上气淡饮脉证第十五》"痰饮"作"淡饮"。

12.16 心下有痰饮，胸胁支满，目眩，苓桂朮甘汤主之[1]。

苓桂朮甘汤方[2]

茯苓四两　　　　桂枝　　　　白朮各叁两

甘草贰两[3]

右四味[4]，以水六升，煮取三升[5]。分温三服，小便则利。

【校注】

[1] 吴本"苓桂朮甘汤主之"作"茯苓桂枝朮甘草汤主之"，俞本作"用后方"。

[2] 俞本"苓桂朮甘汤方"作"茯桂甘白汤方"。吴本无"苓桂朮甘汤"，"方"字属上"主之"后。

[3] 吴本作"茯苓肆两；桂枝叁两，去皮；白朮叁两；甘草式两，炙"。

[4] 吴本下有"哎咀"。

[5] 吴本下有"去滓"

12.17 夫短气，有微饮，当从小便去之，苓桂朮甘汤[1]主之（方见上[2]）。肾气（九）[丸][亦]主之[3]（方见脚气中[4]）。

【校注】

[1] 吴本"苓桂朮甘汤"作"茯苓桂枝朮甘草汤"。

[2] 吴本"方见上"作"用上方"。

[3] 吴本作"肾气丸亦主之"。邓本"九"误作"九",据吴本、俞本、赵本、徐本改。

[4] 徐本作"方见妇人杂病中"。

12.18 病者脉伏,其人欲自利,利[1]反快,虽利,心下续坚满,此为留饮欲去故也,甘遂半夏汤主之。

甘遂半夏汤方[2]

甘遂大者叁枚	半夏拾贰枚[3]。以水乙升,煮取半升,去滓。
芍药伍枚	甘草如指大乙枚,炙(一本(作)[4]无)

右四味[5],以水二升,煮取半升,去滓;以蜜半升和药汁,煎取八合,顿服之。

【校注】

[1]《脉经卷第八·平肺痿肺痈咳逆上气淡饮脉证第十五》"利"下有"者"字。

[2] 吴本无"甘遂半夏汤","方"字属上"主之"后。

[3] 吴本下有"洗"。

[4] 吴本无"作"字,据删。

[5] 吴本下有"哎咀"。

12.19 脉浮而细滑,伤饮。

12.20 ○脉弦数[1],有寒饮,冬夏难治。

【校注】

[1]《脉经卷第四·平杂病脉第二》无"数"字。

12.21 ○脉沈而弦者，悬饮，内痛[1]。

【校注】

[1] 吴本无 12.19、12.20、12.21 三节。

12.22 ○病悬饮者，十枣汤主之。

十枣汤方[1]

芫花熬　　　　甘遂　　　　大戟各等分[2]

右三味，捣筛，以水一升五合，先[3]煮肥大枣十枚，取八合[4]，去滓，内药末[5]。强人服[6]一钱匕，羸人服半钱，平旦温服之[7]。不下者，明日更加半钱。得快[8]下后，糜粥自养。

【校注】

[1] 吴本无"十枣汤"，"方"字属上"主之"后。
[2] 吴本作"芫花熬，甘遂，大戟熬"。
[3] 吴本无"先"。
[4] 俞本、赵本作"取九合"。
[5] 吴本无"末"。
[6] 吴本无"服"。
[7] 俞本作"平旦服"。
[8] 吴本无"得快"。

12.23 病溢饮者，当发其汗，大青龙汤主之[1]。○小青龙汤亦主之[2]。

大青龙汤方[3]

麻黄六两，去节　　　　桂枝贰两，去皮　　　　甘草贰两，炙

杏仁四十个，去皮尖　　　　生姜叁两　　　　　　大枣拾贰枚

石膏如鸡子大，碎[4]

右七味[5]，以水九升，先煮麻黄，减二升，去上沫，内诸药，煮取三升，去滓，温服一升，取微似汗[6]。汗多者[7]，温粉粉之[8]。

小青龙汤方

麻黄去节，叁两　　　　　芍药叁两　　　　　　五味子半升

干姜叁两　　　　　　　　甘草叁两，炙　　　　细辛叁两

桂枝叁两，去皮　　　　　半夏半升，汤洗

右八味，以水一斗，先煮麻黄，减二升，去上沫，内诸药，煮取三升，去滓，温服一升[9]。

【校注】

[1] 吴本"大青龙汤主之"作"宜大青龙汤"。

[2] 吴本"小青龙汤亦主之"另起一节，作"病溢饮者，当发其汗，宜小青龙汤（方见肺痈中）"，在"大青龙汤"煎服法"温粉粉之"下。

[3] 吴本无"大青龙汤"，"方"字属上"主之"后。

[4] 吴本作"麻黄陆两，去节；桂枝弍两，去皮；甘草弍两，炙；生姜叁两；石膏如鸡子大，碎；杏人肆拾个，去皮尖；大枣拾枚，擘"。《伤寒论卷第三·辨太阳病脉证并治中第六》"大枣拾贰枚"亦作"大枣十枚，擘"。俞本"碎"作"研"。

[5] 吴本下有"咬咀"。

[6] 吴本"取微似汗"作"温覆令汗出"。

[7] 吴本作"汗出多者"。

[8] 吴本下有"一服汗者，勿再服。若复服，汗出多，亡阳，逆，虚，恶风，烦躁不得眠也"二十五字。又，吴本"大青龙汤"煎服法"温粉粉之"下另有一节，作"病溢饮者，当发其汗，宜小青龙汤（方见肺痈中）"。

[9] 吴本无自"小青龙汤方"至"温服一升"部分文字。

12.24 膈间支饮，其人喘满，心下痞坚，面色黧黑[1]，其脉沈紧，得之数十日，医吐下之不愈，木防己汤主之。虚者，即愈；实者，三日复发，复与；不愈者，宜木防己汤去石膏加茯苓芒消汤主之[2]。

木防己汤方[3]

木防己叁两　　　　　　　石膏拾贰枚，如鸡子大　　　　桂枝贰两

人参四两[4]

右四味[5]，以水六升，煮取二升[6]，分温再服[7]。

木防己加茯苓芒消汤方[8]

木防己　　　　　　　桂枝各贰两　　　　　人参

芒消叁合　　　　　　茯苓各四两[9]

右五味[10]，以水六升，煮取二升，去滓，内芒消，再微煎，分温再服。微利则愈。

【校注】

[1] 俞本"黧黑"作"墨黑"。

[2] 吴本自"虚者，即愈"至"宜木防己汤去石膏加茯苓芒消汤主之"作"虚者，即愈；实者，三日复发，复与；不愈者，宜去石膏加茯苓芒消汤。方"，在下"木防己汤方"煎服法"分温再服"之后。俞本、赵本、徐本"芒消"作"芒硝"。

[3] 吴本无"木防己汤"，"方"字属上"木防己汤主之"后。

[4] 吴本作"木防己叁两；石膏如鸡子大，拾贰枚；桂枝弍两，去皮；人参肆两"。俞本"石膏拾贰枚，如鸡子大"作"石膏拾贰枚，鸡子大"。

[5] 吴本下有"哎咀"。

[6] 吴本下有"去滓"。

[7] 吴本此下有"虚者，即愈；实者，三日复发，复与；不愈者，

宜去石膏加茯苓芒消汤。方"。

[8] 俞本、赵本、徐本"芒消"作"芒硝"。吴本无"木防己加茯苓芒消汤","方"字属上"宜去石膏加茯苓芒消汤。方"后。

[9] 吴本作"木防己式两,桂枝式两,去皮,人参、茯苓各肆两,芒消叁合"。

[10] 吴本下有"哎咀"。

12.25 心下有支饮,其人苦[1]冒眩,泽泻汤主之。

泽泻汤方[2]

泽泻伍两　　　　　白朮贰两

右二味[3],以水二升,煮取一升[4],分温再服。

【校注】

[1] 俞本"苦"误作"若"。

[2] 吴本无"泽泻汤","方"字属上"主之"后。

[3] 吴本下有"哎咀"。

[4] 吴本下有"去滓"。

12.26 支饮胸满者,厚朴大黄汤主之。

厚朴大黄汤方[1]

厚朴一尺　　　　大黄六两　　　　　　枳实四枚[2]

右三味[3],以水五升,煮取二升[4],分温再服。

【校注】

[1] 吴本无"厚朴大黄汤","方"字属上"主之"后。

[2] 吴本作"厚朴壹尺,去皮,炙;大黄陆两;枳实肆枚,炙"。俞

本"枳实四枚"作"枳实肆两"。

[3] 吴本下有"哎咀"。

[4] 吴本下有"去滓"。

12.27 支饮不得息，葶苈大枣泻肺汤主之（方见肺痈中）。

12.28 呕家本渴，渴者为欲解。今反不渴，心下有支饮故也，小半夏汤主之（《千金》云"小半夏加茯苓汤[1]"）。

小半夏汤方[2]

半夏乙升　　　　生姜半斤[3]

右二味[4]，以水七升，煮取一升半[5]，分温再服[6]。

【校注】

[1] 吴本此夹注在下"小半夏汤方"煎服法"分温再服"后。俞本无"汤"。

[2] 吴本无"小半夏汤"，"方"字属上"小半夏汤主之"后。

[3] 吴本作"半夏壹升，洗，生姜半斤"。

[4] 吴本下有"切"。

[5] 吴本下有"去滓"。

[6] 吴本此后有夹注："《千金》云小半夏加茯苓汤。"

12.29 腹满，口舌[1]干燥，此肠间有水气[2]，己椒苈黄丸[3]主之。

防己椒目葶苈大黄丸[4]方

防己　　　　椒目　　　　葶苈熬

大黄各乙两

右四味，末之，蜜丸如梧子大[5]，先食饮服一丸，日三服，稍增，口中有津液[6]。渴者，加芒消[7]半两。

【校注】

[1]《脉经卷第八·平肺痿肺痈咳逆上气淡饮脉证第十五》"口舌"作"口苦"。

[2]《脉经卷第八·平肺痿肺痈咳逆上气淡饮脉证第十五》"水气"下有"也"。

[3] 吴本"己椒历黄丸"作"防己椒目葶苈大黄丸"。《脉经卷第八·平肺痿肺痈咳逆上气淡饮脉证第十五》作"防己椒目葶苈大黄圆"。俞本"丸"作"圆"。

[4] 俞本"防己椒目葶苈大黄丸"作"防椒葶黄",无"丸"。

[5] 吴本"蜜丸如梧子大"作"蜜和丸如桐子大"。

[6] 吴本"津液"下有"止"字。

[7] 俞本、赵本"芒消"作"芒硝"。

12.30 卒呕吐，心下痞，膈间有水，眩悸者，半夏加茯苓汤[1]主之[2]。

小半夏加茯苓汤方[3]

半夏乙升　　　　　生姜半斤　　　　　　　茯苓叁两。一法四两[4]

右三味[5]，以［水］七升[6]，煮取一升五合[7]，分温再服。

【校注】

[1] 吴本"半夏加茯苓汤"作"小半夏加茯苓汤"。

[2]《脉经卷第八·平肺痿肺痈咳逆上气淡饮脉证第十五》有与此节相关内容："先渴，却呕，为水停心下，此属饮家，半夏加茯苓汤主之。"

[3] 吴本无"小半夏加茯苓汤"，"方"字属上"主之"后。

[4] 吴本作"半夏壹升，洗；生姜半斤；茯苓叁两（一方肆两）"。

[5] 吴本下有"切"。

[6] 吴本、赵本"以"下有"水"字,据补。俞本"以七升"作"水七升"。

[7] 吴本下有"去滓"。

12.31 假令瘦人脐下有悸[1],吐涎沫而癫眩[2],此水也[3],五苓散主之。

五苓散方[4]

泽泻乙两乙分　　　　　　猪苓叁分,去皮　　　　　茯苓叁分

白术叁分　　　　　　　　桂枝贰分,去皮[5]

右五味,为末[6],白[7]饮服方寸匕,日三服。多饮暖[8]水,汗出愈[9]。

【校注】

[1] 吴本"悸"下有"者"字。《脉经卷第八·平肺痿肺痈咳逆上气淡饮脉证第十五》无"有"字。

[2] 北京大学藏邓本"癫眩"二字漫漶,据吴本、赵本、徐本录正。《脉经卷第八·平肺痿肺痈咳逆上气淡饮脉证第十五》下有"者"字。

[3] 《脉经卷第八·平肺痿肺痈咳逆上气淡饮脉证第十五》无"此"字。

[4] 吴本无"五苓散","方"字属上"主之"后。

[5] 吴本五苓散方组成作"猪苓去皮,捌铢;茯苓拾捌铢;泽泻壹两陆铢;白术拾捌铢;桂枝半两,去皮"。俞本"桂枝"作"桂"。

[6] 吴本"为末"作"杵为散"。

[7] 吴本无"白"。

[8] 吴本、赵本"暖"作"煖"。

[9] 吴本作"汗出即愈"。

附方

《外台》茯苓饮　治心胸中有停痰宿水，自吐出水后，心胸间虚，气满不能食。消痰气，令能食[1]。

| 茯苓 | 人参 | 白术各叁两 |
| 枳实贰[2]两 | 橘皮贰两半[3] | 生姜四两 |

右六味[4]，水六升[5]，煮取一升八合[6]，分温三服。如人行八九里，进之[7]。

【校注】

[1] 吴本自"《外台》茯苓饮"以下作"主心胸中有停痰宿水，自吐出水后，心胸间虚，气满不能食。消痰气，令能食。茯苓饮。方"。

[2] 邓本"贰"字漫漶，据吴本、俞本、赵本、徐本录正。

[3] 吴本作"壹两半"。

[4] 吴本下有"咬咀"。

[5] 吴本作"以水六升"。

[6] 吴本下有"去滓"。

[7] 吴本下有夹注："见《外台》，出《延年》。"

12.32　咳[1]家，其脉弦，为有水，十枣汤主之[2]（方见上）。

【校注】

[1] 邓本"咳"字漫漶，据吴本、俞本、赵本、徐本录正。

[2] 吴本"十枣汤主之"作"可与十枣汤"。

12.33　夫有支饮家，咳烦，胸中痛者，不卒死，至一百日、一岁[1]，宜十枣汤[2]（方见上）。

【校注】

[1]《脉经卷第八·平肺痿肺痈咳逆上气淡饮脉证第十五》作"或一岁"。

[2] 吴本作"与十枣汤"。《脉经卷第八·平肺痿肺痈咳逆上气淡饮脉证第十五》作"可与十枣汤"。

12.34 久[1]咳数岁，其脉弱者，可治；实大数者，死。其脉虚者，必苦[2]冒，其人本有支饮在胸中故也，治属饮家。

【校注】

[1] 俞本"久"作"人"。

[2] 俞本"苦"误作"若"。

12.35 咳逆倚息不得卧[1]，小青龙汤主之（方见上及肺痈中[2]）。

【校注】

[1] 吴本无"不得卧"。

[2] 吴本无"上及"，赵本"及"作"文"。

12.36 青龙汤下，已，多唾，口燥，寸脉沈，尺脉微，手足厥逆，气从小腹上冲胸咽，手足痹，其面翕然热如醉状[1]，因复下流阴股，小便难，时复冒者[2]，与[3]茯苓桂枝五味甘草汤治其气冲。

桂苓五味甘草汤方[4]

茯苓四两　　　桂枝四两，去皮　　　甘草炙，叁两

五味子半升[5]

右四味[6]，以水八升，煮取三升，去滓，分三温服[7]。

【校注】

[1] 吴本作"其人面翕然热如醉"。

[2] 吴本无"者"。

[3] 吴本作"可与"。

[4] 吴本无"桂苓五味甘草汤","方"字属上"与茯苓桂枝五味甘草汤治其气冲"句后。

[5] 吴本下有"碎"。

[6] 吴本下有"咬咀"。

[7] 吴本、徐本"分三温服"作"分温三服"。

12.37 冲气即[1]低，而反更咳胸[2]满者，用桂苓五味甘草汤去桂加干姜细辛以治其咳满。

茯[3]甘五味姜辛汤方[4]

茯苓四两	甘草	干姜
细辛各叁两	五味子半升[5]	

右五味[6]，以水八升，煮取三升，去滓，温服半升，日三[7]。

【校注】

[1] 即：若。

[2] 吴本无"胸"字。

[3] 徐本"茯"作"苓"。

[4] 吴本无"苓甘五味姜辛汤","方"字属上"用桂苓五味甘草汤去桂加干姜细辛以治其咳满"句后。

[5] 吴本作"茯苓肆两；五味子半升，碎；甘草壹两，炙；干姜壹两；细辛壹两"。

[6] 吴本下有"咬咀"。

[7] 吴本"温服半升，日三"作"分温三服"。

12.38 咳满即 [1] 止，而更复渴 [2]，冲气复发者，以细辛、干姜为热药也 [3]。服之当遂渴 [4]，而渴反止者，为支饮也。支饮者 [5]，法当冒，冒者必呕。呕者，复内半夏，以去其水。

桂苓五味甘草去桂加干姜细辛半夏汤方 [6]

| 茯苓四两 | 甘草 | 细辛 |
| 干姜各贰两 | 五味子 | 半夏各半升 [7] |

右六味 [8]，以水八升，煮取三升，去滓，温服半升，日三 [9]。

【校注】

[1] 吴本"即"作"则"。

[2] 吴本"更复"作"复更"。

[3] 吴本无"也"。

[4] 吴本"服之当遂渴"作"此法不当逐渴"，"逐"盖"遂"之误。俞本"渴"误作"满"。

[5] 吴本无"者"。

[6] 吴本无"桂苓五味甘草去桂加干姜细辛半夏汤"，"方"字属上"以去其水"后。

[7] 吴本作"茯苓肆两；五味子半升，碎；甘草叁两，炙；干姜式两；细辛叁两；半夏半升，洗"。

[8] 吴本下有"哎咀"。

[9] 吴本"温服半升，日三"作"分温三服"。俞本"日三"作"日三服"。

12.39 水去呕止 [1]，其人形肿者 [2]，加杏仁主之 [3]。其证应内麻黄 [4]，以其人遂痹 [5]，故不内之 [6]。若逆而内之者 [7]，必厥 [8]。所以然者，以其人 [9] 血虚，麻黄发其阳故也。

苓甘五味加姜辛半夏杏仁汤方^[10]

茯苓四两　　　　甘草叁两　　　　　　五味子半升

干姜叁两　　　　细辛叁两　　　　　　半夏半升

杏仁半升，去皮尖^[11]

右七味^[12]，以水一斗，煮取三升，去滓，温服半升，日三^[13]。

【校注】

[1] 吴本作"水去呕则止"。

[2] 吴本无"者"。

[3] 吴本无"加杏仁主之"。

[4] 吴本"其证应内麻黄"作"可内麻黄"。

[5] 吴本"以其人遂痹"作"以其欲逐痹"。

[6] 吴本"故不内之"作"故不内麻黄，乃内杏人也"。

[7] 吴本"若逆而内之者"作"若逆而内麻黄者"。

[8] 吴本"必厥"作"其人必厥"。

[9] 吴本无"人"。

[10] 吴本无"苓甘五味加姜辛半夏杏仁汤"，"方"字属上"麻黄发其阳故也"句后。

[11] 吴本作"茯苓肆两；五味子半升，碎；甘草叁两；干姜叁两；细辛叁两；半夏半升，洗；杏人去皮尖，半升"。

[12] 吴本下有"咬咀"。

[13] 吴本"温服半升，日三"作"分温三服"。俞本"日三"作"日三服"。

12.40 若面热如醉^[1]，此为胃热上冲熏其面^[2]，加大黄以利之^[3]。

苓甘五味加姜辛半杏大黄汤方^[4]

茯苓四两　　　　甘草叁两　　　　　　五味子半升

干姜叁两　　　　细辛叁两　　　　　半夏半升

杏仁半升　　　　大黄叁两[5]

右八味[6]，以水一斗，煮取三升，去滓，温服半升，日三[7]。

【校注】

[1] 吴本"若面热如醉"作"若面热如醉状者"。

[2] 吴本"此为胃热上冲熏其面"作"此为胃中热上熏其面，令热"。

[3] 吴本"加大黄以利之"作"加大黄汤和之"。

[4] 俞本作"苓甘姜味辛夏仁黄汤"，吴本无"苓甘五味加姜辛半杏大黄汤"，"方"字属上"加大黄汤和之"句后。

[5] 吴本作"茯苓肆两；五味子半升，碎；甘草叁两，炙；干姜叁两；细辛叁两；半夏半升，洗；杏人去皮尖，半升；大黄叁两"。

[6] 吴本下有"㕮咀"。

[7] 吴本"温服半升，日三"作"分温三服"。俞本"日三"作"日三服"。

12.41 先渴后[1]呕，为水停心下，此属饮家，小半夏茯苓汤[2]主之（方见上）。

【校注】

[1] 吴本"后"作"却"。

[2] 吴本作"小半夏加茯苓汤"。

○消渴小便利淋病脉证并治第十三

脉证九条　方六首

13.1 厥阴之为病[1]，消渴，气上冲[2]心，心中疼热，饥[3]而不欲食，食即吐[4]，下之不肯止[5]。

【校注】

[1]《脉经卷第八·平消渴小便利淋脉证第七》"厥阴之为病"前有"师曰"。

[2]《伤寒论卷第六·辨厥阴病脉证并治第十二》"冲"作"撞"。

[3] 俞本"饥"作"热"。

[4]《伤寒论卷第六·辨厥阴病脉证并治第十二》作"食则吐蚘"。

[5]《伤寒论卷第六·辨厥阴病脉证并治第十二》作"下之，利不止"。

13.2 ○寸口脉浮而迟[1]，浮即[2]为虚，迟[3]即为劳；虚则卫气不足，劳[4]则荣气竭。趺阳脉浮而数，浮即为气，数即消谷而大坚[5]（一作紧[6]）。气盛则溲数，溲数即坚，坚数相搏[7]，即[8]为消渴。

【校注】

[1] 俞本"迟"误作"运"。

[2]《脉经卷第八·平消渴小便利淋脉证第七》"即"作"则"。

[3] 俞本"迟"误作"运"。

[4]《脉经卷第八·平消渴小便利淋脉证第七》"劳"作"迟"。

[5] 吴本"大"作"矢"。《脉经卷第八·平消渴小便利淋脉证第七》"坚"作"紧"。

[6] 俞本"一"作"乙"。吴本无夹注。

[7] 溲数即坚，坚数相搏：《脉经卷第八·平消渴小便利淋脉证第七》两"坚"字并作"紧"。

[8] 《脉经卷第八·平消渴小便利淋脉证第七》"即"作"则"。

13.3 男子消渴，小便反多，以饮一斗，小便一斗[1]，肾气（九）[丸][2] 主之（方见脚气中[3]）。

【校注】

[1] 吴本无"小便一斗"。

[2] 吴本、俞本、赵本"九"并作"丸"，据改。《脉经卷第八·平消渴小便利淋脉证第七》作"圆"。

[3] 徐本作"方见妇人杂病中"。

13.4 脉浮，小便不利，微热，消渴者，宜利小便发汗，五苓散主之（方见上[1]）。

【校注】

[1] 吴本作"方见痰饮中"。俞本、徐本无夹注。

13.5 渴欲饮水，水入则[1]吐者，名曰水逆，五苓散主之（方见上[2]）。

【校注】

[1] 吴本"则"作"即"。

[2] 俞本无夹注。

13.6 渴欲饮水不止者，文蛤散主之。

文蛤散方[1]

文蛤伍两

右一味，杵为散，以沸汤五合和服方寸匕。

【校注】

[1] 吴本无"文蛤散"，"方"字属上"主之"后。

13.7 淋之为病，小便如粟状，小腹弦急，痛引脐中[1]。

【校注】

[1]《脉经卷第八·平消渴小便利淋脉证第七》"淋之为病"上有"师曰：热在下膲则溺血，亦令人淋闭不通。淋之为病，小便如粟状，少腹弦急，痛引脐中"，下有"寸口脉细而数，数则为热，细则为寒，数为强吐"。

13.8 〇趺[1]阳脉数，胃中有热，即[2]消[3]谷引食，大便必坚，小便即[4]数[5]。

【校注】

[1] 徐本"趺"误作"跌"。

[2]《脉经卷第八·平消渴小便利淋脉证第七》"即"作"则"。

[3] 俞本"消"误作"满"。

[4]《脉经卷第八·平消渴小便利淋脉证第七》"即"作"则"。

[5]《脉经卷第八·平消渴小便利淋脉证第七》下有"少阴脉数，妇人则阴中生疮，男子则气淋"。

13.9 ○淋家，不可发汗，发汗则必便血。

13.10 ○小便不利者，有水气，其人若渴，括蒌[1]瞿麦丸主之[2]。

括蒌瞿麦丸方[3]

括蒌根贰两　　　　　茯苓　　　　署蓣各叁两

附子乙枚，炮　　　　瞿麦乙两[4]

右五味，末之，炼蜜丸梧子大[5]，饮[6]服三丸，日三服。不知，增至七八丸。以小便利，腹中温为知。

【校注】

[1] 吴本"括蒌"作"栝楼"。

[2] 俞本作"用后丸主之"。

[3] 吴本无"括蒌瞿麦丸"，"方"字属上"主之"后。

[4] 吴本作"栝楼根式两；茯苓叁两；署预叁两；附子大者壹枚，炮，去皮；瞿麦壹两"。

[5] 吴本作"錬蜜和为丸如桐子大"。

[6] 吴本"饮"误作"饥"。

13.11 小便不利，蒲灰散主之。滑石白鱼散、茯苓戎盐汤并主之[1]。

蒲灰散方[2]

蒲灰七分　　　　滑石叁分[3]

右二味，杵为散，饮服方寸匕，日三服。

滑石白鱼散方[4]

滑石贰分　　　　乱发贰分，烧　　　　白鱼贰分

右三味，杵为散，饮服半钱匕，日三服。

茯苓戎盐汤方 [5]

茯苓半斤　　　　　白术贰两　　　　　戎盐弹丸大乙枚

右三味，[㕮咀，以水七升，煮取三升，去滓，分温三服 [6]]。

【校注】

[1] 吴本无"滑石白鱼散、茯苓戎盐汤并主之"。

[2] 吴本无"蒲灰散"，"方"字属上"蒲灰散主之"后。

[3] 俞本"叁分"作"弍分"。

[4] 吴本作"滑石白鱼散亦主之。方"。俞本无"方"。

[5] 吴本作"茯苓戎盐汤亦主之。方"。

[6] "㕮咀"以下据吴本补。

13.12 渴欲饮水，口干舌 [1] 燥者，白虎加人参汤主之（方见中暍中 [2]）。

【校注】

[1] 俞本"舌"误作"若"。

[2] 吴本作"方见暍病中"。

13.13 脉浮，发热，渴欲饮水，小便不利者，猪苓汤主之。

猪苓汤方 [1]

猪苓去皮　　　　　茯苓　　　　　阿胶 [2]

滑石 [3]　　　　　泽泻各乙两

右五味 [4]，以水四升，先煮四味，取二升，去滓，内胶烊 [5] 消，温服七合，日三服。

【校注】

[1] 吴本无"猪苓汤"，"方"字属上"主之"后。

[2] 吴本下有"微熬"。

[3] 吴本下有"碎"。

[4] 吴本下有"哎咀"。

[5] 俞本、徐本"烊"作"洋"。

○水气病脉证并治第十四

论七首　脉证五条　方八首 [1]

【校注】

[1] 俞本作"方十首"，徐本作"方九首"。

14.1 师曰：病有风水，有皮水，有正水，有石水，有黄汗。

风水，其脉自浮，外证骨节疼痛，恶风 [1]。

皮水，其脉亦浮，外证胕肿 [2]，按之没指，不恶风，其腹如鼓 [3]，不渴 [4]。当发其汗。

正水，其脉沈迟，外证自喘。

石水，其脉自沈，外证腹满，不喘。

黄汗，其脉沈迟，身 [5] 发热，胸满，四肢头面肿 [6]，久不愈，必致痈脓。

【校注】

[1]《脉经卷第八·平水气黄汗气分脉证第八》《千金要方卷二十一·水肿第四》《外台秘要方卷第二十·水肿方一十三首》"恶风"上有"其人"。

[2] 胕 fú 腫：胕腫同义连用，胕亦腫也。全身浮肿，程度较风水重。

俞本"胕"作"腑"。《千金要方卷二十一·水肿第四》作"浮肿"。

[3]《千金要方卷二十一·水肿第四》下有夹注："《要略》《巢源》作'如女'。"

[4]《千金要方卷二十一·水肿第四》《外台秘要方卷第二十·水肿方一十三首》"不渴"上有"不满"二字。

[5]吴本、《脉经卷第八·平水气黄汗气分脉证第八》、《千金要方卷二十一·水肿第四》、《外台秘要方卷第二十·水肿方一十三首》"身"作"身体"。

[6]《千金要方卷二十一·水肿第四》"肿"上有"并"。

14.2 ○脉浮而洪，浮则为风，洪则为气。风气相搏，风强则为隐[1]疹，身体为痒。痒为泄风，久为痂癞。气强则为水，难以俛仰。风气相[2]击，身体洪肿，汗出乃[3]愈，恶风则[4]虚，此为风水；不恶风者，小便通利，上焦有寒，其口[5]多涎，此为黄汗。

【校注】

[1]《脉经卷第八·平水气黄汗气分脉证第八》"隐"作"瘾"。

[2]吴本夺去自"搏"至"风气相"三十一字。

[3]俞本"乃"作"则"。

[4]则：乃。

[5]吴本"其口"作"其人"。

14.3 ○寸口脉沈滑者，中有水气，面目肿大，有热，名曰风水。视人之目裹[1]上微拥[2]，如（蚕）[3]新卧起状，其颈脉动，时时咳，按其手足上陷而不起者，风水[4]。

【校注】

[1]目裹：目周；上下眼睑。

[2]《素问·平人气象论第十八》"拥"作"肿",《灵枢·论疾诊尺第七十四》作"痈"。

[3]《脉经卷第八·平水气黄汗气分脉证第八》无"蚕",据删。按,《素问·平人气象论第十八》:"目裹微肿,如卧蚕起之状,曰水。""蚕"读若"缠",新也;刚也;方也。《灵枢·论疾诊尺第七十四》:"视人之目窠上微痈,如新卧起状,其颈脉动,时咳,按其手足上,窅而不起者,风水肤胀也。"《灵枢·水胀第五十七》作"水始起也,目窠上微肿,如新卧起之状",可证。说详拙著《黄帝内经素问校补》。

[4]吴本无自"寸口脉沈滑者"至"风水"一节。

14.4 ○太阳病,脉浮而紧,法当骨节疼痛,反[1]不疼,身体反重而酸,其人不渴,汗出即愈,此为风水。恶寒者,此为极虚发汗得之。

渴而不恶寒者,此为皮水,身肿而冷,状如周痹。

胸中窒,不能食,反聚痛,暮躁不得[2]眠,此为黄汗,痛在骨节。

咳而喘,不渴者,此为脾胀[3],其状[4]如肿,发汗即愈。

然诸病此者,渴而下利,小便数者,皆不可发汗。

【校注】

[1]吴本、《脉经卷第八·平水气黄汗气分脉证第八》"反"上有"而"字。俞本"反"误作"及"。

[2]吴本、《脉经卷第八·平水气黄汗气分脉证第八》无"得"。

[3]"脾胀"疑是"肺胀"之误。《灵枢·胀论第三十五》:"肺胀者,虚满而喘咳……脾胀者,善哕,四肢烦悗,体重(肿)不能胜衣,卧不安。"《新编金匮方论卷上·肺痿肺痈咳嗽上气病脉证治第七》:"上气,喘而躁者,属肺胀,欲作风水,发汗则愈。""咳而上气,此为肺胀。"

[4]《脉经卷第八·平水气黄汗气分脉证第八》"状"作"形"。

14.5 ○里水者[1]，一身面目黄肿[2]，其脉沈，小便不利，故令病水。假如小便自利，此[3]亡津液，故令渴也。越婢加术汤主之[4]（方见下[5]）。

【校注】

[1]《脉经卷第八·平水气黄汗气分脉证第八》"里水者"前有"师曰"。

[2]吴本"一身面目黄肿"作"一身面目自洪肿"。《脉经卷第八·平水气黄汗气分脉证第八》"黄"亦作"洪"。按，"黄"与"洪"同义。"黄"从"光"声。从"光"得声之字多有"大"义。

[3]吴本无"此"。

[4]吴本无"越婢加术汤主之"。

[5]吴本无"方见下"夹注。

14.6 ○趺阳脉当伏，今反紧，本自有寒，疝瘕，腹中痛，医反下之，下之即[1]胸满短气。

【校注】

[1]《脉经卷第八·平水气黄汗气分脉证第八》"即"作"则"。

14.7 ○趺阳脉当伏，今反数，本自有热，消谷，小便数，今反不利，此欲作水。

14.8 ○寸口脉浮而迟，浮脉则热，迟脉则潜[1]，热潜相搏，名曰沈。趺阳脉浮而数，浮脉即[2]热，数脉即止[3]，热止相搏，名曰伏。沈伏相搏，名曰水。沈则络脉虚，伏则小便难，虚难相搏，水走皮肤，即[4]为水矣。

【校注】

[1] 浮脉则热,迟脉则潜:《脉经卷第八·平水气黄汗气分脉证第八》无两"则"字。

[2] 吴本"即"作"则"。

[3] 浮脉即热,数脉即止:《脉经卷第八·平水气黄汗气分脉证第八》无两"即"字。

[4]《脉经卷第八·平水气黄汗气分脉证第八》"即"作"则"。

14.9 ○寸口脉弦而紧,弦则卫气不行,即恶寒 [1],水不沾流,走于 [2] 肠间。

○少阴脉紧而沈,紧则为痛,沈则为水,小便即难。

【校注】

[1]《脉经卷第八·平水气黄汗气分脉证第八》"即"作"则",上重"卫气不行"四字。

[2] 吴本"于"作"在"。

14.10 脉得诸沈 [1],当责有水,身体肿重。水病脉出者,死。

【校注】

[1]《脉经卷第八·平水气黄汗气分脉证第八》"脉得诸沈"上有"师曰"。

14.11 ○夫水病人,目下有卧蚕 [1],面目鲜泽,脉伏,其人消渴,病水腹大,小便不利,其脉沈绝者,有水,可下之。

【校注】

[1] 按,此误读《素问·平人气象论第十八》:"目裏微肿,如卧

蚕起之状，曰水。"《素问》之"蚕"读若"缲"，新也；刚也；方也。《灵枢·水胀第五十七》作"水始起也，目窠上微肿，如新卧起之状"。说详拙著《黄帝内经素问校补》。

14.12 问曰：病下利后，渴饮水[1]，小便不利，腹满，因肿者，何也？荅[2]曰：此法当病水，若小便自利及汗出者，自当愈。

【校注】

[1] 俞本无"水"。

[2] 俞本作"答"。

14.13 ○心水者，其身[1]重[2]而少气，不得卧，烦而燥[3]，其人阴肿[4]。

【校注】

[1] 其身：《脉经卷第六·心手少阴经病证第三》作"其身体"。《千金要方卷二十一·水肿第四》作"其人身体"。

[2]《千金要方卷二十一·水肿第四》"重"下有夹注"一作肿"。

[3] 吴本、《脉经卷第六·心手少阴经病证第三》、《脉经卷第八·平水气黄汗气分脉证第八》、《千金要方卷二十一·水肿第四》"燥"作"躁"。《灵枢·胀论第三十五》："夫心胀者，烦心短气，卧不安。"

[4] 其人阴肿：《脉经卷第六·心手少阴经病证第三》《脉经卷第八·平水气黄汗气分脉证第八》作"其阴大肿"，《千金要方卷二十一·水肿第四》作"其人阴大肿"。

14.14 ○肝水者，其腹大，不能自转侧，胁下腹痛[1]，时时津液微生，小便续通。

【校注】

[1]《脉经卷第六·肝足厥阴经病证第一》作"而胁下腹中痛"。《脉经卷第八·平水气黄汗气分脉证第八》作"胁下腹中痛"。按,《灵枢·胀论第三十五》:"肝胀者,胁下满而痛引小腹。"

14.15 ○肺[1]水者,其身肿,小便难,时时鸭溏[2]。

【校注】

[1] 俞本"肺"误作"脉"。

[2]《脉经卷第六·肺手太阴经病证第七》自"肺水者"以下作"肺水者,其人身体重而小便难,时时大便鸭溏。"

14.16 ○脾水者,其腹大,四肢苦重,津液不生,但苦[1]少气,小便难。

【校注】

[1] 俞本"苦"误作"若"。

14.17 ○肾水者,其腹大,脐肿,腰痛,不得溺,阴下湿如牛鼻上汗,其足逆冷,面反瘦[1]。

【校注】

[1]《脉经卷第六·肾足少阴经病证第九》自"肾水者"以下作"肾水者,其人腹大,脐肿,腰重痛,不得溺,阴下湿如牛鼻头汗,其足逆寒,大便反坚。"

14.18 ○师曰:诸有水者,腰以下肿,当利小便;腰以上肿,当发汗,乃愈。

14.19 ○师曰：寸口脉沈而迟，沈则为水，迟则为寒，寒水相搏。趺阳脉伏，水谷不化，脾气衰则鹜溏，胃气衰则身肿。少阳脉卑[1]，少阴脉细，男子则小便不利，妇人则经水不通。经为血，血不利则为水，名曰血分。

【校注】

[1] 吴本无"少阳脉卑"。《脉经卷第九·平妊娠胎动血分水分吐下腹痛证第二》自"少阳脉卑"以下另为一节。

14.20 问曰：病者苦水[1]，面目身体四肢皆肿，小便不利。脉之[2]，不言水，反言胸中痛，气上冲咽，状如炙肉，当微咳喘。审如师言，其脉何类[3]？

○师曰：寸口脉沈而紧，沈为水，紧为寒，沈紧相搏，结在关元。始时当[4]微，年盛不觉。阳衰之后，荣卫相干，阳损阴盛，结寒微动，肾[5]气上冲，喉咽塞噎，胁下急痛。医以为留饮而大下之，气击不去，其病不除。后重吐之，胃家虚烦，咽燥欲饮水，小便不利，水谷不化，面目手足浮肿，又与葶苈丸[6]下水，当时如小差。食饮过度，肿复如前，胸胁苦痛，象若奔独[7]，其水扬溢，则浮咳喘逆。当先攻击冲气，令止，乃治咳，咳止，其喘自差。先治新病，病当在后。

【校注】

[1] 苦水：患水肿病。吴本"苦"误作"若"。

[2] 脉：诊。吴本、《脉经卷第八·平水气黄汗气分脉证第八》"脉之"上有"师"字。

[3] 其脉何类：其诊何法；那样的诊断是依据什么。

[4] 当：读若"尚"。

[5] 吴本"肾"作"紧"。

[6]《脉经卷第八·平水气黄汗气分脉证第八》"丸"作"圆"。

[7] 吴本"狁"作"肔",《脉经卷第八·平水气黄汗气分脉证第八》"狁"作"豚"。

14.21 风水，脉浮，身重，汗出恶风者，防己黄耆汤主之。腹痛[1]，加芍药[2]。

防己黄耆汤方

防己乙两　　　　黄耆乙两乙分　　　　白术叁分

甘草半两，炙

右剉，每服五钱匕，生姜四片，枣一枚，水盏半，煎取八分，去滓，温服。良久再服[3]。

【校注】

[1] 吴本下有"者"。

[2] 吴本下有夹注："方见风湿中"。

[3] 吴本无"防己黄耆汤方"至"良久再服"五十四字。

14.22 风水，恶风，一身悉肿，脉浮，不渴，续自汗出，无大热[1]，越婢汤主之。

越婢汤方[2]

麻黄六两　　　　石膏半斤　　　　生姜叁两

大枣十五枚　　　甘草贰两[3]

右五味[4]，以水六升，先煮麻黄[5]，去上沫，内诸药，煮取三升[6]，分温三服。○恶风者，加附子一枚（炮[7]）。○风水，加术四两（《古今录验》）[8]。

【校注】

[1] 吴本、《脉经卷第八·平水气黄汗气分脉证第八》作"而无大热者"。

[2] 吴本无"越婢汤","方"字属上"主之"后。

[3] 吴本作"麻黄陆两,去节;石膏半斤,碎;生姜叁两,切;大枣拾伍枚,擘;甘草弍两,炙"。

[4] 吴本下有"哎咀"。

[5] 吴本"麻黄"下有"再沸"。

[6] 吴本下有"去滓"。

[7] 吴本"炮"字作正文大字。

[8] 吴本"风水,加朮四两(《古今录验》)"作"《古今录验》云:风水,加朮四两",夹注在"加附子一枚炮"下。

14.23 皮水为病[1],四肢肿,水气在皮肤中,四肢聂聂[2]动者,防己茯苓汤主之。

防己茯苓汤方[3]

防己叁两　　　黄耆叁两　　　　　桂枝叁两
茯苓六两　　　甘草贰两[4]

右五味[5],以水六升,煮取二升[6],分温三服[7]。

【校注】

[1]《脉经卷第八·平水气黄汗气分脉证第八》作"皮水之为病"。

[2] 聂,读若"摄 yè"。聂聂 yè,动貌。

[3] 吴本无"防己茯苓汤","方"字属上"主之"后。俞本无"方"。

[4] 吴本作"防己伍两;黄耆叁两;桂枝叁两,去皮;茯苓陆两;甘草弍两,炙"。

[5] 吴本下有"哎咀"。

[6] 吴本下有"去滓"。

[7] 吴本作"分温再服"。

14.24 里水，越婢加尤汤主之[1]。甘草麻黄汤亦主之[2]。

越婢加尤汤方（见上，于内加白术四两。又见脚气中。）[3]

甘草麻黄汤方[4]

甘草贰两　　　麻黄四两[5]

右二味[6]，以水五升，先煮麻黄[7]，去上沫，内甘草，煮取三升[8]，温服一升，重覆汗出。不汗，再服。慎风寒。

【校注】

[1] 吴本下有夹注"方见脚气中"。

[2] 吴本"甘草麻黄汤亦主之"上有"又"字。

[3] 吴本无"越婢加尤汤方"及夹注。俞本无"方"字。

[4] 吴本无"甘草麻黄汤"，"方"字属上"甘草麻黄汤亦主之"后。俞本无"方"字。

[5] 吴本作"甘草式两，炙，麻黄肆两，去节"。

[6] 吴本下有"哎咀"。

[7] 吴本下有"再沸"。

[8] 邓本"取"下之字漫漶，据吴本、俞本、赵本、徐本录正。吴本"煮取三升"下有"去滓"。

14.25 水之为病，其脉沈小，属少阴；浮者，为风。无水虚胀者，为气。水，发[1]其汗即已。脉[2]沈者，宜麻黄附子汤[3]；浮者，宜[4]杏子汤。

麻黄附子汤方^[5]

麻黄叁两　　　　　甘草贰两　　　　　附子乙枚，炮^[6]

右三味^[7]，以水七升，先煮麻黄^[8]，去上沫，内诸药，煮取二升半^[9]，温服八分，日三服。

杏子汤方（未见。恐是麻黄杏仁^[10]甘草石膏汤。）

【校注】

[1] 俞本夺"发"。

[2]《脉经卷第八·平水气黄汗气分脉证第八》无"脉"。

[3] 吴本作"宜附子麻黄汤"，《脉经卷第八·平水气黄汗气分脉证第八》作"与附子麻黄汤"。

[4]《脉经卷第八·平水气黄汗气分脉证第八》"宜"作"与"。

[5] 吴本无"麻黄附子汤方"。

[6] 吴本作"附子壹枚，炮，去皮，破八片；麻黄式两，去节；甘草式两，炙"。

[7] 吴本下有"哎咀"。

[8] 吴本下有"再沸"。

[9] 吴本下有"去滓"。

[10] 吴本"杏仁"作"杏子"。

14.26 厥而皮水者，蒲灰散主之（方见消渴中^[1]）。

【校注】

[1] 俞本作"方见上"。

14.27 问曰：黄汗之为病，身体肿^[1]（一作重），发热，汗出而渴，状如风水，汗沾衣，色正黄如蘗汁^[2]，脉自沈^[3]，何从得之？〇师曰：

以汗出入水中浴，水从汗孔入得之。宜耆芍桂酒汤主之[4]。

黄耆芍桂枝苦酒汤方[5]

黄耆五两　　　　芍药叁两　　　　　桂枝叁两[6]

右三味[7]，以苦酒一升、水七升相和，煮取三升[8]，温服一升，当心烦。服至六七日乃解。若心烦不止者，以苦酒阻[9]故也。（一方用美（酒）[清]醯代苦酒[10]）

【校注】

[1]《脉经卷第八·平水气黄汗气分脉证第八》作"身体洪肿"。

[2] 俞本、赵本"如蘗汁"作"如药汁"。

[3]《脉经卷第八·平水气黄汗气分脉证第八》"脉自沈"上有"其"。

[4] 吴本"宜耆芍桂酒汤主之"另起一行，作"黄汗，黄耆芍药桂枝苦酒汤主之。方"。

[5] 吴本无"黄耆芍桂苦酒汤方"。

[6] 吴本作"黄耆伍两；芍药式两；桂枝叁两，去皮"。

[7] 吴本下有"哎咀"。

[8] 吴本下有"去滓"。

[9] 阻读若"菹 zū"，酸。

[10] 吴本作"一方用美清醯代苦酒"，大字正文。作"清"义长，据改。

14.28 黄汗之病，两胫自冷；假令发热，此属历节。食已汗出，又身常暮[1]盗汗出者，此劳气[2]也。若汗出已，反发热者，久久其身必甲错。发热不止者，必生恶疮。若身重，汗出已辄轻者，久久必身瞤，瞤即[3]胸中痛。又从腰以上必汗出，下[4]无汗，腰髋弛[5]痛，如有物在皮中状，剧者不能食，身疼重，烦燥[6]，小便不利，此[7]为黄汗。桂枝加黄耆汤主之[8]。

桂枝加黄耆汤方[9]

桂枝	芍药各三两	甘草贰两
生姜三两	大枣十二枚	黄耆贰两[10]

右六味[11]，以水八升，煮取三升[12]，温服一升，须臾，饮热稀粥一升馀，以助药力。温服[13]取微汗，若不汗[14]，更服。

【校注】

[1] 吴本、《脉经卷第八·平水气黄汗气分脉证第八》"暮"下有"卧"字。

[2] 气：候；征象。

[3]《脉经卷第八·平水气黄汗气分脉证第八》"即"作"则"。俞本夺"瞤"。

[4] 俞本"下"误作"不"。

[5] 吴本"弛"作"弛"。

[6] 吴本、《脉经卷第八·平水气黄汗气分脉证第八》"燥"作"躁"。

[7] 俞本无"此"。

[8] 吴本"黄耆"下有"桂枝加黄耆五两汤主之"，下有夹注云："邓氏本无'五两'二字。"

[9] 吴本无"桂枝加黄耆汤"，"方"字属上"主之"后。

[10] 吴本作"桂枝去皮；生姜，芍药各叁两；甘草式两，炙；大枣拾式枚，擘；黄耆式两"。

[11] 吴本下有"哎咀"。

[12] 吴本下有"去滓"。

[13] 吴本"服"作"覆"。

[14] 吴本下有"者"。

14.29 师曰：寸口脉迟而濇，迟则为寒，濇为血不足。趺阳脉微而迟，微则为气，迟则为寒。寒、气不足，则手足逆冷；手足逆冷，则荣卫不利；荣卫不利，则腹满胁[1]鸣相逐，气转膀胱。荣卫俱劳[2]，阳气不通即身冷，阴气不通即骨疼[3]。阳前通则恶寒，阴前通则痹不仁[4]。阴阳相得，其气乃行。大气一转，其气乃散。实则失气，虚则遗尿[5]。名曰气分。气分，心下坚，大如盘，边如旋杯，水饮所作[6]。桂枝去芍加麻辛附子汤[7]主之。

桂枝去芍药加麻黄细辛附子汤方[8]

桂枝	生姜叁两	甘草二两
大枣十二枚	麻黄	细辛各二两
附子乙枚，炮[9]		

右七味[10]，以水七升，煮麻黄[11]，去上沫，内诸药，煮取二升[12]，分温三服。当汗出，如虫行皮中，即愈。

【校注】

[1] 俞本"胁"作"肠"。

[2] 劳：疲病；虚损。

[3]《脉经卷第八·平水气黄汗气分脉证第八》"阳气不通即身冷，阴气不通即骨疼"作"阳不通则身冷，阴不通则骨痛"。

[4] 阳前通则恶寒，阴前通则痹不仁：阳分（表）只用麻黄桂枝解表（前通）则里之阳虚不复，阴寒不化（恶寒，骨疼）；阴分（里）只用四逆汤之类温里（前通）则外之表寒不除，营卫不通（身冷、痹不仁）。言下之意，此证既要温里，也要解表，温阳解表，两个方法得一起用。

[5] 吴本、《脉经卷第八·平水气黄汗气分脉证第八》"尿"作"溺"。

[6] 俞本无"所作"。

[7] 吴本、《脉经卷第八·平水气黄汗气分脉证第八》作"桂枝去

芍药加麻黄细辛附子汤"。俞本作"用后方"。

[8] 吴本无"桂枝去芍药加麻黄细辛附子汤","方"字属上"主之"后。俞本作"桂姜草枣黄辛附汤方"。

[9] 吴本作"桂枝去皮，生姜切，各叁两；甘草式两，炙；大枣拾式枚，擘；麻黄式两，去节；细辛式两；附子壹枚，炮，去皮，破八片"。

[10] 吴本下有"哎咀"。

[11] 吴本下有"再沸"。

[12] 吴本下有"去滓"。

14.30 心下坚，大如盘，边如旋盘，水饮所作，枳(木)[术]汤[1]主之。

枳术汤方[2]

枳实七枚　　　　　白术二两

右二味[3]，以水五升，煮取三升[4]，分温三服。腹中耎[5]，即当散也[6]。

【校注】

[1] 吴本作"枳实术汤"。邓本"术"误作"木"，据吴本、俞本、赵本、徐本录正。下"枳术汤方"同，不出校。

[2] 吴本无"枳术汤"，"方"字属上"主之"后。

[3] 吴本下有"哎咀"。

[4] 吴本下有"去滓"。

[5] 吴本"耎"作"煗"。煗，同"暖"。

[6] 邓本"当"下一字漫漶，据吴本、赵本、徐本录正。俞本无"散也"。

附方

《外台》防己黄耆汤　治风水，脉浮为在表，其人或头汗出，表无他病，病者但下重，从腰以上为和，腰以下当肿及阴，难以屈伸（方见风湿中）[1]。

【校注】

[1] 吴本自"《外台》防己黄耆汤"以下作"夫风水，脉浮为在表，其人或头汗出，表无他病，病者但下重，故知从腰以上为和，腰以下当肿及阴，难以屈伸。防己黄耆汤主之（方见风湿中。见《外台》，出《深师》。）"

○黄疸病脉证并治第十五

论二首　脉证十四条[1]　方七首

【校注】
[1] 吴本作"脉证一十四条"。

15.1 寸口脉浮而缓[1]，浮则为风，缓则为痹，痹非中风，四肢苦烦，脾色必黄，瘀热以行。

【校注】
[1]《脉经卷第八·平黄疸寒热疟脉证第九》"寸口脉浮而缓"上有"师曰"。

15.2 ○趺阳脉紧而数，数则为热，热则消谷；紧则为寒，食即为满[1]。尺脉浮为伤肾，趺阳脉紧为伤脾。风寒相搏，食谷即[2]眩，谷气不消，胃中苦浊[3]，浊气下流，小[4]便不通，阴被其寒，热流膀胱，身体尽黄，名曰谷疸。

额上黑，微汗出，手足中热，薄暮即[5]发，膀胱急，小便自利，名曰女劳疸。腹如水状，不治。

心中懊憹[6]而热，不能食，时欲吐，名曰酒疸。

【校注】

[1]《脉经卷第八·平黄疸寒热疟脉证第九》"食即为满"作"食即满也"。

[2]《脉经卷第八·平黄疸寒热疟脉证第九》"即"作"则"。

[3] 俞本"浊"误作"渴"。

[4] 邓本原作"不"，旁注"小"字改正。

[5]《脉经卷第八·平黄疸寒热疟脉证第九》"即"作"则"。

[6] 懊憹 náng：烦乱。《集韵·江韵》"浓江切"（náng）小韵："憹，心乱。"

15.3 ○阳明病，脉迟者，食难用饱，饱则发烦[1]，头眩[2]，小便必难[3]，此欲作谷疸。虽下之，腹满如故。所以然者，脉迟故也。

【校注】

[1] 食难用饱，饱则发烦：俞本两"饱"字误作"炮"。

[2] 俞本"眩"作"疢"。《脉经卷第八·平黄疸寒热疟脉证第九》"头眩"下有"者"。

[3] 小便必难：吴本、《脉经卷第八·平黄疸寒热疟脉证第九》"小便必难"作"必小便难"。

15.4 ○夫病酒黄疸，必小便不利，其候心中热，足下热，是其证也。

15.5 ○酒黄疸者，或无热，靖言 [1] 了 [了] [2]，腹满欲吐，鼻燥。其脉浮者，先吐之；沈弦者，先下之。

【校注】

[1] 靖言：静焉。安静的样子。

[2] 吴本"了"下有重文符。《脉经卷第八·平黄疸寒热疟脉证第九》亦作"了了"。据补。了了：清晰，明白，谓心中不烦乱。俞本误作"请言了"，赵本误作"请言小"，徐本误作"谵言小"。

15.6 ○酒疸，心中热，欲呕者，吐之愈 [1]。

【校注】

[1] 吴本、《脉经卷第八·平黄疸寒热疟脉证第九》"吐之愈"作"吐之即愈"。

15.7 ○酒疸，下之，久久为黑疸，目青面黑，心中如啖蒜虀状，大便正黑，皮肤爪 [1] 之不仁。其脉浮弱，虽黑微黄，故知之。

【校注】

[1] 爪：抓。

15.8 ○师曰：病黄疸，发热烦喘，胸满口燥者 [1]，以病发时火劫其汗，两热所得然。黄家所得，从湿得之。一身尽发热而 [2] 黄，肚热，热在里，当下之。

【校注】

[1] 俞本"者"误作"有"。

[2] 俞本"而"误作"面"。

15.9 ○脉沈[1]，渴欲饮水，小便不利者，皆发黄。

【校注】

[1] 吴本"沈"作"浮"。《脉经卷第八·平黄疸寒热疟脉证第九》"脉沈"句前有"凡黄候，其寸口脉近掌无脉，口鼻冷，并不可治"。

15.10 ○腹满，舌痿黄，燥[1]不得睡，属黄家。("舌痿"疑作"身[2]痿")

【校注】

[1]《脉经卷第八·平黄疸寒热疟脉证第九》"燥"作"躁"。
[2] 俞本"身"作"心"。

15.11 ○黄疸之病[1]，当以十八日为期。治之，十日以上，瘥[2]；反极[3]，为难治。

【校注】

[1] 吴本"黄疸之病"作"黄疸病"。吴本、《脉经卷第八·平黄疸寒热疟脉证第九》"黄疸之病"上有"师曰"。

[2] 吴本、《脉经卷第八·平黄疸寒热疟脉证第九》"十日以上瘥"作"十日以上为差"。

[3] 吴本、《脉经卷第八·平黄疸寒热疟脉证第九》"极"作"剧"。

15.12 ○疸而渴者[1]，其疸难治；疸而不渴者，其疸可治。发于阴部，其人必呕；阳部[2]，其人振寒而发热也。

【校注】

[1] 吴本、《脉经卷第八·平黄疸寒热疟脉证第九》"疸而渴者"上有"又曰"。

[2] 吴本、《脉经卷第八·平黄疸寒热疟脉证第九》"阳部"上有"发于"二字。

15.13 谷疸之为病，寒热不食，食即头眩，心胸不安，久久发黄，为谷疸，茵蔯蒿汤[1]主之。

茵蔯蒿汤方[2]
茵蔯蒿六两　　　　　　　栀子十四枚　　　　　　大黄二两[3]
右三味[4]，以水一斗[5]，先[6]煮茵蔯，减六升[7]，内二味，煮取三升，去滓，分温三服。小便当[8]利，尿[9]如皂角汁[10]状，色正赤。一宿腹减，黄从小便去也[11]。

【校注】

[1] 邓本"茵蔯蒿"三字漫漶，据吴本、徐本录正。俞本"茵蔯蒿汤"作"茵陈汤"。下同，不复出校。

[2] 吴本无"茵蔯蒿汤"，"方"字属上"主之"后。

[3] 吴本作"茵蔯蒿陆两；大黄叁两；栀子拾肆枚，擘"。

[4] 吴本下有"㕮咀"。

[5] 吴本作"以水一斗二升"。

[6] 吴本无"先"。

[7] 吴本作"减半"。

[8] 吴本无"当"。

[9] 吴本"尿"作"溺"。

[10] 吴本"皂角汁"作"皂荚汁"。

[11] 吴本无"也"。

15.14 黄家，日晡所[1]发热，而[2]反恶寒，此为女劳得之。膀胱急，少腹满，身尽黄，额上黑，足下热，因作黑疸。其腹胀如水状，大便必黑，时溏。此女劳之病，非水也。腹满者，难治。消石矾石散主之[3]。

消石矾石散方[4]

消石   矾石烧，等分[5]

右二味，为散[6]，以大麦粥汁和服方寸匕，日三服。病随大小便去，小便正黄，大便正黑，是候也。

【校注】

[1] 俞本"所"作"时"。

[2] 俞本"而"误作"面"。

[3] 俞本作"用后方"，赵本作"用硝矾散主之"。

[4] 吴本无"消石矾石散"，"方"字属上"主之"后。俞本作"消矾散方"，赵本无"消石矾石散方"。

[5] 吴本作"各等分"。

[6] 俞本作"为末"。

15.15 酒黄疸，心中懊憹，或热痛，栀子大黄汤[1]主之。

栀子大黄汤方[2]

栀子十四枚   大黄乙两   枳实五枚
豉乙升[3]

右四味[4]，以水六升，煮取二升[5]，分温三服。

【校注】

[1] 吴本作"栀子枳实豉大黄汤"。

[2] 吴本无"栀子大黄汤"，"方"字属上"主之"后。

[3] 吴本作 "栀子拾肆枚, 擘; 枳实伍枚, 炙; 豉壹升, 绵裹; 大黄壹两"。

[4] 吴本下有 "咬咀"。

[5] 吴本下有 "去滓"。

15.16 诸病黄家[1], 但利其小便。假令脉浮, 当以汗解之, 宜桂枝加黄耆汤主之 (方见水气中[2])。

【校注】

[1] 吴本、《脉经卷第八·平黄疸寒热疟脉证第九》"诸病黄家" 上有 "师曰"。

[2] 吴本作 "方见上水病中", 俞本作 "方见水病中"。

15.17 诸黄, 猪膏发煎主之[1]。

猪膏发煎方[2]
猪膏半斤   乱发如鸡子大三枚
右二味, 和膏中煎之, 发消药成, 分再服。病从小便出[3]。

【校注】

[1] 俞本 "猪膏发煎主之" 作 "用后方"。

[2] 吴本无 "猪膏发煎", "方" 字属上 "主之" 后。俞本无 "方"。

[3] 吴本 "出" 作 "去"。

15.18 黄疸病, 茵陈五苓散主之 (一本云 "茵陈汤及五苓散并主之")。

茵陈五苓散方[1]
茵陈蒿末十分[2]   五苓散五分 (○方见痰饮中[3])

右二物，和，先食饮方寸匕，日三服。

【校注】

[1] 吴本无"茵蔯五苓散"，"方"字属上"茵蔯五苓散主之"后。

[2] 吴本作"茵蔯蒿末伍分"。俞本"茵蔯蒿"作"茵陈稿"。

[3] 吴本作"五苓散方见痰饮中"，在下煎服法"日三服"后。

15.19 黄疸[1]腹满，小便不利而赤，自（汁）[汗][2]出，此为表和里实，当下之，宜大黄消石汤[3]。

大黄消石汤方

大黄　　　　　黄蘗　　　　　消石各四两
栀子十五枚[4]
右四味[5]，以水六升，煮取二升，去滓，内消[6]，更煮取一升，顿服。

【校注】

[1] 吴本"黄疸"作"黄病"。

[2] 汁：吴本、俞本、赵本、《脉经卷第八·平黄疸寒热疟脉证第九》"汁"并作"汗"，据改。

[3] 吴本作"宜大黄黄蘗栀子消石汤"，《脉经卷第八·平黄疸寒热疟脉证第九》作"宜大黄黄蘗栀子芒消汤"。俞本"消石"作"滑石"。吴本无"大黄消石汤"，"方"字属上"宜大黄消石汤"后。

[4] 吴本作"大黄，黄蘗各肆两；栀子拾伍枚，擘；消石肆两"。俞本"消石"作"滑石"。

[5] 吴本下有"哎咀"。

[6] 俞本"内消"作"内滑石"。

15.20 黄疸病，小便色不变，欲自利，腹满而喘，不可除热，热除必哕。哕者，小半夏汤主之（方见消渴中）。

15.21 诸黄[1]，腹痛而呕者，宜柴胡汤（必小柴胡汤，方见呕吐中[2]）。

【校注】

[1] 俞本"黄"误作"劳"。

[2] 吴本作"必小柴胡汤也，方见后呕吐中"。

15.22 男子黄，小便自利，当与虚劳小建中汤[1]（方见虚劳中）。

【校注】

[1]《脉经卷第八·平黄疸寒热疟脉证第九》作"当与小建中汤"。

附方

瓜蒂汤　治诸黄[1]（方见暍病[2]中[3]）。

【校注】

[1] 瓜蒂汤治诸黄：吴本作"诸黄，瓜蒂汤主之"。

[2] 邓本"中"上一字残泐，据吴本、俞本、赵本、徐本录正。

[3] 吴本下有"出《删繁》"。

《千金》麻黄醇酒汤　治黄疸[1]。

麻黄三两[2]

右一味，以美清酒五升，煮取二升半[3]，顿服尽。冬月用酒、春月用水煮之[4]。

【校注】

[1] 吴本作"黄疸，麻黄淳酒汤主之。方"。

[2] 吴本作"麻黄叄两，去节，绵裹"。

[3] 吴本下有"去滓"。

[4] 吴本下有夹注："见《千金方》。"

○惊悸吐衄[1]下血胸满瘀血病脉证[2]治第十六

脉证十二条[3]　方五首

【校注】

[1] 吴本、《脉经卷第八·平惊悸衄吐下血胸满瘀血脉证第十三》"吐衄"作"衄吐"。

[2] 吴本"脉证"下有"并"字。

[3] 吴本作"脉证一十二条"。

16.1 寸口脉动而弱，动即[1]为惊，弱则为悸。

【校注】

[1] 吴木、《脉经卷第八·平惊悸衄吐下血胸满瘀血脉证第十三》"即"作"则"。

16.2 ○师曰：尺脉浮[1]，目睛晕黄，衄未止[2]；晕黄去，目睛慧[3]了，知衄今[4]止。

【校注】

[1]《脉经卷第八·平惊悸衄吐下血胸满瘀血脉证第十三》"师曰：尺脉浮"作"问曰：病衄，连日不止，其脉何类？师曰：脉来轻轻在肌肉，尺中自溢"。

[2] 吴本、《脉经卷第八·平惊悸衄吐下血胸满瘀血脉证第十三》"衄未止"作"衄必未止"。

[3] 俞本"慧"误作"急"。

[4] 今：即；立刻。

16.3 ○又曰：从春至夏衄[1]者，太阳；从秋至冬衄[2]者，阳明。

【校注】

[1] 吴本、《脉经卷第八·平惊悸衄吐下血胸满瘀血脉证第十三》"衄"上有"发"字。

[2]《脉经卷第八·平惊悸衄吐下血胸满瘀血脉证第十三》"衄"上有"发"字。

16.4 ○衄家，不可汗[1]，汗出，必额上陷脉紧急[2]，直视不能眴，不得眠。

【校注】

[1] 吴本作"不可发汗"。

[2] 吴本作"必额上促急紧"。《伤寒论卷第三·辨太阳病脉证并治中第六》作"必额上陷脉急紧"。

16.5 ○病人面无色[1]，无寒热，脉沈弦者，衄[2]；浮弱[3]，手按之绝者，下血；烦咳者，必吐血。

【校注】

[1]《脉经卷第八·平惊悸衄吐下血胸满瘀血脉证第十三》"色"作"血色"。徐本作"无血色"。

[2]《脉经卷第八·平惊悸衄吐下血胸满瘀血脉证第十三》作"衄也"。

[3]《脉经卷第八·平惊悸衄吐下血胸满瘀血脉证第十三》作"脉浮弱"。

16.6 ○夫吐血，咳逆上气，其脉数而有热，不得卧者，死。

16.7 ○夫酒客咳者，必致吐血，此因极饮过度 [1] 所致也。

【校注】

[1] 邓本"度"字残泐，据吴本、俞本、赵本、徐本录正。

16.8 ○寸口脉弦而大，弦则为减，大则为芤；减则为寒，芤则为虚。寒、虚相击 [1]，此名曰革 [2]，妇人则半产漏下，男子则亡血 [3]。

【校注】

[1]《脉经卷第八·平惊悸衄吐下血胸满瘀血脉证第十三》"相击"作"相搏"。

[2] 吴本作"此即名为革"。《伤寒论卷第一·辨脉法第一》《脉经卷第八·平惊悸衄吐下血胸满瘀血脉证第十三》作"此名为革"。

[3]《伤寒论卷第一·辨脉法第一》作"男子则亡血失精"。

16.9 ○亡血 [1]，不可发 [2] 其表，汗出即寒慄 [3] 而振。

【校注】

[1]《脉经卷第八·平惊悸衄吐下血胸满瘀血脉证第十三》作"亡

血家"。

[2] 吴本、《脉经卷第八·平惊悸衄吐下血胸满瘀血脉证第十三》"发"作"攻"。

[3] 俞本"慄"左从"月"。

16.10 ○病人胸满，唇痿，舌青，口燥，但欲嗽水[1]，不欲嚥，无寒热，脉微大来迟，腹不满，其人言我满，为有瘀血。

【校注】

[1] 吴本、《脉经卷第八·平惊悸衄吐下血胸满瘀血脉证第十三》作"其人但欲漱水"。

16.11 ○病者如热状[1]，烦满，口干燥而渴，其脉反无热，此为阴状[2]，是瘀血也，当下之。

【校注】

[1]《脉经卷第八·平惊悸衄吐下血胸满瘀血脉证第十三》"病者如热状"上有"当汗出不出，内结，亦为瘀血"十一字。

[2] 徐本"状"作"伏"。

16.12 火邪者，桂枝去芍药加蜀漆牡蛎龙骨捄[1]逆汤主之。

桂枝捄逆汤方[2]

桂枝三两，去皮　　　　甘草二两，炙　　　　生姜三两

牡蛎五两，熬　　　　　龙骨四两　　　　　　大枣十二枚

蜀漆三两，洗去腥[3]

右为末[4]，以水一斗二升[5]，先煮蜀漆，减二升，内诸药，煮取三升，去滓，温服一升[6]。

【校注】

[1] 吴本"捄"作"救"。下同，不复出校。

[2] 吴本无"桂枝捄逆汤"，"方"字属上"主之"后。

[3] 吴本作"桂枝去皮，生姜切，蜀漆洗去腥，各叁两；甘草式两，炙；牡蛎伍两，熬；龙骨肆两；大枣拾式枚，擘"。

[4] 吴本作"右七味，哎咀"。

[5] 吴本作"以水八升"。

[6] 吴本、《伤寒论卷第三·辨太阳病脉证并治中第六》下有夹注："本云桂枝汤，今去芍药，加蜀漆牡蛎龙骨。"

16.13 心下悸者，半夏麻黄丸主之。

半夏麻黄丸方[1]

半夏　　　　　　麻黄等分[2]

右二味，末之，炼蜜和丸小豆大[3]，饮服三丸，日三服[4]。

【校注】

[1] 吴本无"半夏麻黄丸"，"方"字属上"主之"后。

[2] 吴本作"半夏洗，麻黄去节，等分"。

[3] 吴本作"鍊蜜和丸如小豆大"。

[4] 俞本无"服"。

16.14 吐血不止者，栢叶汤主之[1]。

栢叶汤方[2]

栢叶　　　　　　干姜各三两　　　　　　艾三把[3]

右三味[4]，以水五升，取马通汁一升，合，煮取一升[5]，分温再服。

【校注】

[1] 吴本"栢"作"柏"。俞本"栢叶汤主之"作"后汤主之"。

[2] 吴本无"栢叶汤","方"字属上"主之"后。俞本无"方"。

[3] 吴本作"栢叶叁两，艾叁把，干姜叁两"。

[4] 吴本下有"哎咀"。

[5] 吴本下有"去滓"。

16.15 下血，先便后血[1]，此远血也，黄土汤主之。

黄土汤方（亦主吐血衄血）

| 甘草 | 干地黄 | 白朮 |
| 附子炮 | 阿胶 | 黄芩各三两 |

灶中黄土半斤

右七味，以水八升，煮取三升，分温二服。

【校注】

[1]《脉经卷第八·平惊悸衄吐下血胸满瘀血脉证第十三》作"先见便后见血"。

16.16 下血，先血后便[1]，此近血也，赤小豆当归散主之（方见狐惑中[2]）。

【校注】

[1]《脉经卷第八·平惊悸衄吐下血胸满瘀血脉证第十三》作"先见血后见便"。

[2] 吴本16.15节在16.16节之后，作"下血，先见血后见便，此近血也。先见便后见血，此远血也。远血，黄土汤主之。方：甘草炙，干地黄，白朮，附子炮，去皮，破八片，阿胶，黄芩各叁两；灶中黄

土半斤。右七味，㕮咀，以水八升，煮取三升，去滓，分温二服。近血，赤小豆当归散主之（方见狐惑中）"。

16.17 心气不足[1]，吐血衄血，泻心汤主之[2]。

泻心汤方[3]

大黄二两　　　　黄连　　　　黄芩各乙两[4]

右三味[5]，以水三升，煮取一升，顿服之[6]。

【校注】

[1]《千金要方卷十三·心虚实第二》作"心气不定"。

[2] 吴本作"治心气不足，吐血衄血，泻心汤"，俞本"泻心汤主之"作"用后方"。又，吴本 16.17 节上有"附方"二字。

[3] 吴本无"泻心汤"，"方"字属上"泻心汤"后。俞本无"方"。俞本、赵本并有夹注："亦治霍乱。"

[4] 吴本作"大黄弍两；黄连，黄芩各壹两"。

[5] 吴本下有"㕮咀"。

[6] 吴本无"之"，下有"亦治霍乱"四字，夹注："《伤寒论》以麻沸汤渍服之。见《千金》。"

○呕吐哕下利病脉证[1]治第十七

论一首　脉证二十七条　方二十三首

【校注】

[1] 吴本"脉证"下有"并"字。

17.1 夫呕家有痈脓[1]，不可治呕，脓尽自[2]愈。

【校注】

[1] 吴本"痈脓"下有"者"字。

[2] 自：乃。

17.2 ○先呕，却渴者，此为欲解；先渴，却呕者，为水停心下，此属饮家。呕家本渴，今反不渴者，以心下有支饮故[1]也，此属支饮。

【校注】

[1]《脉经卷第八·平呕吐哕下利脉证第十四》无"故"。

17.3 ○问曰：病人脉数，数为热，当消谷引食，而反吐者，何也？○师曰：以发其汗，令阳微，膈气虚，脉乃数，数为客热，不能消谷，胃中虚冷故也[1]。脉弦者，虚也，胃气无余，朝食暮吐，变为胃反。寒在于上，医反下之，今脉反弦，故名曰虚。

【校注】

[1] 吴本、《脉经卷第八·平呕吐哕下利脉证第十四》作"胃中虚冷，故吐也"。

17.4 ○寸口脉微而数，微则无气，无气则荣虚，荣虚则血不足，血不足则胸中冷。

17.5 ○趺阳脉浮而濇，浮则为虚，濇则伤脾，脾伤则不磨，朝食暮吐，暮食朝吐，宿谷不化，名曰胃反。脉紧而濇，其病难治。

17.6 ○病人欲吐者，不可下之。

17.7 哕而腹满，视其前后，知何部不利，利之即愈。

17.8 呕而胸满者，茱萸汤主之[1]。

茱萸汤方[2]

吴茱萸乙升　　　　　　人参三两　　　　　　生姜六两

大枣十二枚[3]

右四味[4]，以水五升，煮取三升[5]，温服七合，日三服。

【校注】

[1] 俞本作"用后方"。

[2] 吴本无"茱萸汤"，"方"字属上"主之"后。俞本无"方"。

[3] 吴本作"吴茱萸壹升；人参叁两；大枣拾贰枚，擘；生姜陆两，切"。

[4] 吴本下有"㕮咀"。

[5] 吴本下有"去滓"。

17.9 干呕，吐涎沫，头痛者，茱萸汤主之（方见上）。

17.10 呕而肠鸣，心下痞者，半夏泻心汤主之[1]。

半夏泻心汤方[2]

半夏半升，洗　　　黄（苓）［芩］[3]　　　干姜

人参各三两　　　　黄连乙两　　　　　大枣十二枚

甘草三两，炙[4]

右七味[5]，以水一斗，煮取六升，去滓，再煮取三升，温服一升，日三服[6]。

【校注】

[1] 俞本作"用后方"。

[2] 吴本无"半夏泻心汤"，"方"字属上"主之"后。俞本、赵本无"方"。

[3] 吴本、俞本、赵本、徐本"苓"作"芩"，据改。

[4] 吴本作"半夏半升,洗;黄芩,人参,甘草炙,干姜各式两;黄连壹两;大枣拾式枚,擘"。

[5] 吴本下有"哎咀"。

[6] 俞本无"服"。

17.11 干呕而利者,黄芩加半夏生姜汤主之 [1]。

黄芩加半夏生姜汤方 [2]

黄芩三两	甘草二两,炙	芍药二两
半夏半升	生姜三两	大枣二十枚 [3]

右六味 [4],以水一斗,煮取三升,去滓,温服一升 [5],日再夜一服。

【校注】

[1] 俞本作"用后方"。

[2] 吴本无"黄芩加半夏生姜汤","方"字属上"主之"后。

[3] 吴本作"黄芩叁两,芍药,甘草炙,各式两;大枣拾式枚,擘;半夏半升,洗;生姜壹两半,切"。俞本作"黄芩三两;甘草二两,炙;芍药三两;半夏半斤;生姜四两;大枣二十枚"。

[4] 吴本下有"哎咀"。

[5] 吴本"温服一升"作"分温三服"。

17.12 诸呕吐,谷不得下者,小半夏汤主之 (方见痰饮中)。

17.13 呕吐而病在膈上,后 [1] 思水者,解,急与之 [2]。思水者,猪苓散主之 [3]。

猪苓散方 [4]

猪苓 [5]	茯苓	白术各等分

右三味，杵为散，饮服方寸匕，日三服[6]。

【校注】

[1]《脉经卷第七·病可水证第十五》"后"下有"必"字。必，如果。

[2]《脉经卷第七·病可水证第十五》作"急与猪苓散"。

[3] 俞本作"用后方"。《脉经卷第七·病可水证第十五》"思水者，猪苓散主之"作"饮之水，亦得也"。

[4] 吴本无"猪苓散"，"方"字属上"主之"后。俞本无"方"。

[5] 吴本下有"去皮"。

[6] 俞本无"服"。

17.14 呕而脉弱，小便复利，身有微热。见厥者，难治。四逆汤主之[1]。

四逆汤方[2]

附子乙枚[3]，生用　　　　干姜乙两半　　　　甘草二两，炙[4]

右三味[5]，以水三升，煮取一升二合，去滓，分温再服。强人可大附子一枚，干姜三两。

【校注】

[1] 俞本作"用后方"。

[2] 吴本无"四逆汤"，"方"字属上"主之"后。俞本无"方"。

[3] 俞本"乙枚"误作"七个"。

[4] 吴本作"甘草炙，弍两；干姜壹两半；附子壹枚，生用，去皮，破八片"。

[5] 吴本下有"哎咀"。

17.15 呕而发热者，小柴胡汤主之[1]。

小柴胡汤方[2]

柴胡半斤	黄芩三两	人参三两
甘草三两	半夏半（斤）[升][3]	生姜三两
大枣十二枚[4]		

右七味[5]，以水一斗二升，煮取六升，去滓，再煎取三升，温服一升，日三服[6]。

【校注】

[1] 俞本"小柴胡汤主之"作"用后方"。

[2] 吴本无"小柴胡汤"，"方"字属上"主之"后。

[3] 吴本、徐本"斤"并作"升"，《伤寒论》"小柴胡汤"方中亦作"升"，据《伤寒论》、《金匮要略方》通例，作"升"义长，据改。

[4] 吴本作"柴胡捌两；人参，黄芩，甘草炙，生姜切，各式两；半夏半升，洗；大枣拾式枚，擘"。

[5] 吴本下有"哎咀"。

[6] 俞本无"服"。

17.16 胃反呕吐者，大半夏汤主之[1]。（《千金》云：'治胃反不受食，食入即吐[2]'。《外台》云：'治呕、心下痞硬[3]者'[4]。）

[大半夏汤方][5]

半夏二升，洗，完用	人参三两	白蜜一升[6]

右三味，以水[7]一斗二升，和蜜，扬之二百四十遍，煮药[8]，取升半[9]，温服一升，馀分再服[10]。

【校注】

[1] 吴本"主之"下有"方"字。

[2] 吴本"食入即吐"作"食入口即吐"。

[3] 吴本、俞本、赵本"硬"作"鞕"。

[4] 吴本夹注在下煎服法"馀分再服"后。

[5] 邓本无"大半夏汤方"，兹据文例及俞本、赵本、徐本补。

[6] 吴本作"半夏叁升，洗，完用；人参叁两，切；白蜜壹升"。

[7] 吴本"水"作"泉水"。

[8] 俞本无"药"。

[9] 吴本、徐本作"取二升半"。俞本、赵本作"煮取二升半"。吴本下有"去滓"。

[10] 吴本下有夹注："《千金》云：'治胃反不受食，食入口即吐'。《外台》云：'治呕、心下痞鞕者'"。

17.17 食已即吐者，大黄甘草汤主之[1]。（《外台》方，又治吐水[2]。）

大黄甘草汤方[3]
大黄四两　　　　甘草乙两[4]
右二味[5]，以水三升，煮取一升[6]，分温再服[7]。

【校注】

[1] 俞本作"用后方"。

[2] 吴本夹注在下煎服法"分温再服"后。

[3] 吴本无"大黄甘草汤"，"方"字属上"主之"后。

[4] 吴本作"大黄肆两；甘草壹两，炙"。

[5] 吴本下有"㕮咀"。

[6] 吴本下有"去滓"。

[7] 吴本下有夹注："《外台》：又治吐水。"

17.18 胃反，吐而渴，欲饮水者，茯苓泽泻汤主之[1]。

茯苓泽泻汤方[2]（《外台》治消渴脉绝胃反吐食之，有小麦乙升[3]。）

茯苓半斤　　　泽泻四两　　　甘草二两

桂枝二两　　　白术三两　　　生姜四两[4]

右六味[5]，以水一斗，煮取三升，内泽泻，再煮取二升半[6]，温服八合，日三服[7]。

【校注】

[1] 俞本作"用后方"。

[2] 吴本无"茯苓泽泻汤"，"方"字属上"主之"后。

[3] 吴本作"《外台》云：主消渴脉绝，胃反吐食，又有小麦一升"，在下煎服法"日三服"后。俞本作"《外台》云：治消渴脉绝胃反吐食之，有小麦一升"。

[4] 吴本作"茯苓半斤；泽泻肆两；甘草式两，炙；桂枝式两，去皮；白术叁两；生姜肆两，切"。

[5] 吴本下有"哎咀"。

[6] 吴本下有"去滓"。

[7] 俞本无"服"。吴本下有夹注："《外台》云：主消渴脉绝，胃反吐食，又有小麦一升。"

17.19 吐后，渴欲[1]得水[2]，而贪饮[3]者，文蛤汤主之。兼主微风脉（肾）[紧][4]头痛。

文蛤汤方[5]

文蛤五两　　　麻黄　　　　甘草

生姜各三两　　石膏五两　　杏仁五十枚

大枣十二枚[6]

右七味[7]，以水六升，煮取二升[8]，温服一升，汗出，愈[9]。

【校注】

[1] 俞本"欲"误作"饮"。

[2] 吴本"得水"作"得饮"。

[3] 吴本"贪饮"作"贪水"。

[4] 吴本"肾"作"紧"，义长，据改。俞本误作"者"。

[5] 吴本无"文蛤汤"，"方"字属上"兼主微风脉紧头痛"句后。俞本无"方"。

[6] 吴本作"文蛤伍两；麻黄叁两，去节；甘草叁两，炙；杏人伍拾枚，去皮尖；石膏伍两，碎；大枣拾贰枚，擘；生姜叁两，切"。

[7] 吴本下有"㕮咀"。

[8] 吴本下有"去滓"。

[9] 俞本、赵本作"即愈"。

17.20 干呕，吐逆，吐涎沫，半夏干姜散主之[1]。

半夏干姜散方[2]
半夏　　　　　干姜各等分[3]
右二味，杵为散，取方寸匕，浆水一升半，煎取七合，顿服之。

【校注】

[1] 俞本"半夏干姜散主之"作"用后方"。

[2] 吴本无"半夏干姜散"，"方"字属上"主之"后。

[3] 吴本作"半夏洗，干姜等分"。俞本无"各"。

17.21 病人胸中似喘不喘，似呕不呕，似哕不哕，彻[1]心中愦愦然[2]无奈[3]者[4]，生姜半夏汤主之[5]。

［生姜半夏汤方］[6]

半夏半（斤）［升］[7]　　　　　　生姜汁乙升[8]

右二味，以水三升，煮半夏，取二升，内生姜汁，煮取一升半[9]，小冷，分四服，日三夜一服。止[10]，停后服。

【校注】

[1] 彻：全部；整个。

[2] 愦愦然：烦乱的样子。俞本"愦愦"误作"愤愤"。

[3] 无奈：不堪忍受。又作"无赖"。

[4] 俞本无"者"。

[5] 吴本作"生姜汁半夏汤主之。方"。俞本作"用后方"。

[6] 邓本无"生姜半夏汤方"，兹据文例及俞本、赵本、徐本补。

[7] 吴本"斤"作"升"，义长，据改。

[8] 吴本作"生姜汁壹升；半夏半升，洗，切"。

[9] 吴本下有"去滓"。

[10] 吴本作"若一服止"。

17.22 干呕哕，若手足厥[1]者，橘皮汤主之。

橘皮汤方[2]

橘皮四两　　　　　生姜半斤

右二味[3]，以水七升，煮取三升[4]，温服一升，下咽则[5]愈。

【校注】

[1] 吴本"厥"下有"冷"字。

[2] 吴本无"橘皮汤"，"方"字属上"主之"后。俞本无"方"。

[3] 吴本"右二味"下有"切"。

[4] 吴本下有"去滓"。

[5] 吴本、俞本、赵本"则"作"即"。

17.23 哕逆者，橘皮竹茹汤主之。

橘皮竹茹汤方[1]

橘皮二升　　　　竹茹二升　　　　　大枣三十个

生姜半斤　　　　甘草五两　　　　　人参一两[2]

右六味[3]，以水一斗，煮取三升[4]，温服一升，日三服。

【校注】

[1] 吴本无"橘皮竹茹汤"，"方"字属上"主之"后。俞本无"方"。

[2] 吴本作"橘皮弌升；竹茹叁升；大枣叁拾枚；生姜半斤，切；甘草伍两，炙；人参壹两"。

[3] 吴本下有"哎咀"。

[4] 吴本下有"去滓"。

17.24 夫六府气绝于外者，手足寒，上气，脚缩。五藏气绝于内者，利不禁。下甚者，手足不仁。

17.25 ○下利，脉沈弦者，下重；脉大者，为未止；脉微弱数者，为欲自止，虽发热，不死。

17.26 ○下利，手足厥冷，无脉者，灸之不温[1]，若脉不还，反微喘者，死；少阴负趺阳者，为顺也。

【校注】

[1] 俞本"温"误作"湿"。

17.27 ○下利，有微热而渴[1]，脉弱者，今[2]自愈[3]。

【校注】

[1]《脉经卷第八·平呕吐哕下利脉证第十四》"有微热而渴"作"有微热，其人渴"。

[2] 今：即。

[3]《脉经卷第八·平呕吐哕下利脉证第十四》"有微热而渴"作"有微热，其人渴"。

17.28 ○下利，脉数，有微热汗出，今自愈；设脉紧，为未解[1]。

【校注】

[1]《脉经卷第八·平呕吐哕下利脉证第十四》作"下利，脉数，若微发热，汗自出者，自愈。设脉复紧，为未解"。

17.29 ○下利，脉数而渴者，今自愈；设不差，必[1]清脓血，以有热故也。

【校注】

[1] 必：或。

17.30 ○下利，脉反弦，发热身汗者，自愈。
17.31 ○下利氣[1]者，当利其小便。

【校注】

[1] 下利氣 hé：按，"氣"当作"秅"，同"秅"。米面的粗屑。下利秅，犹言下利完谷不化。"米""禾"义近，作为意符，俗书往往换用。《说文·禾部》："秅，稴也。"桂馥《义证》："《一切经音义·卷二十二》：'秅，坚米也'，谓米之坚硬舂捣不破者也。字或作秅。《列子》释文引《声类》：'秅，米不碎。'"。

17.32 ○下利，寸脉反浮数，尺中自[1]濇者，必清脓血。

【校注】

[1] 自：若。

17.33 ○下利清谷，不可攻其表，汗出必胀满。

17.34 ○下利，脉沈而迟，其人面少赤，身有微热。下利清谷者[1]，必郁冒[2]汗出而解，病人必微（热）[厥][3]。所以然者，其面戴阳，下虚故也。

【校注】

[1]《脉经卷第八·平呕吐哕下利脉证第十四》无"者"。

[2] 俞本"冒"误作"胃"。

[3] 吴本"热"作"厥"。《脉经卷第八·平呕吐哕下利脉证第十四》"病人必微热"作"其人微厥"。据吴本改。

17.35 ○下利后，脉绝，手足厥冷。晬时[1]脉还，手足温者，生；脉不还者，死。

【校注】

[1] 晬 zuì 时：经过一个时辰。

17.36 ○下利，腹胀满，身体疼痛者[1]，先温其里，乃攻其表。温里，宜四逆汤；攻表，宜桂枝汤。

四逆汤方（方见上[2]）

桂枝汤方[3]

桂枝三两，去皮　　　　　芍药三两　　　　　　甘草二两，炙

生姜三两　　　　　　　　大枣十二枚[4]

右五味，哎咀，以水七升，微火煮取三升，去滓，适寒温，服一升[5]。服已[6]须臾，啜稀粥一升[7]，以[8]助药力，温覆令一时许，遍身漐漐微似有汗者益佳[9]，不可令如水淋漓。若一服汗出病差，停后服[10]。

【校注】

[1]《脉经卷第八·平呕吐哕下利脉证第十四》无"者"。

[2] 吴本作"四逆汤方见上"，夹注在上"宜桂枝汤"后。俞本无"方"。

[3] 俞本无"方"。

[4] 吴本作"桂枝去皮，芍药，生姜切，各叁两；甘草式两，炙；大枣拾式枚，擘"。

[5] 吴本"适寒温，服一升"作"温服一升"。

[6] 吴本无"服已"。

[7] 吴本作"饮热稀粥一升馀"。

[8] 俞本"以"作"已"。

[9] 温覆令一时许，遍身漐漐微似有汗者益佳：吴本作"取微似汗"四字。俞本"漐漐"作"热热"。

[10] 吴本无"不可令如水淋漓。若一服汗出病差，停后服"十七字。

17.37 ○下利，三部脉皆平，按之心下坚者，急下之，宜大承气汤[1]。

【校注】

[1]《脉经卷第八·平呕吐哕下利脉证第十四》自"下利，三部脉皆平"以下作"下利后，脉三部皆平，按其心下坚者，可下之"。吴本

"宜大承气汤"下有夹注："方见痉病中。"

17.38 ○下利，脉迟而滑者，实也。利未欲止，急下之，宜大承气汤。

17.39 ○下利，脉反滑者[1]，当有所去，下乃愈，宜大承气汤[2]。

【校注】

[1] 吴本无"者"。

[2] 吴本下有夹注："方见上。"

17.40 ○下利已差，至其年月日时复发者，以病不尽故也，当下之，宜大承气汤[1]。

大承气汤方（见痉病中[2]）

【校注】

[1]《脉经卷第八·平呕吐哕下利脉证第十四》作"下利差，至其年月日时复发，此为病不尽，当复下之"。吴本作"宜大承气汤"，下有夹注："方见上。"

[2] 吴本夹注"见痉病中"作"方见上"，属上"宜大承气汤"句后。

17.41 下利谵语者，有燥屎也，小承气汤主之[1]。

小承气汤方[2]

大黄四两　　　　厚朴二两，炙　　　　枳实大者三枚，炙[3]

右三味[4]，以水四升，煮取一升二合，去滓，分温二服。（得利则止[5]）。

【校注】

[1]《脉经卷第八·平呕吐哕下利脉证第十四》作"下利而谵语者，为有燥屎也，宜下之"。

[2] 吴本无"小承气汤"，"方"字属上"主之"后。俞本无"方"。

[3] 吴本作"大黄肆两；枳实叁枚，炙；厚朴式两，炙"。

[4] 吴本下有"㕮咀"。

[5] 吴本无"得利则止"夹注，"分温二服"后有"一服谵语止，若更衣者，停后服"。

17.42 下利便脓血者，桃花汤主之。

桃花汤方[1]

赤石脂乙斤，乙半剉，乙半筛末　　干姜乙两　　粳米乙升[2]

右三味[3]，以水七升，煮米令[4]熟，去滓，温七合，内赤石脂末方寸匕[5]。若一服愈，馀勿服。

【校注】

[1] 吴本无"桃花汤"，"方"字属上"主之"后。

[2] 吴本作"赤石脂壹斤，一半完用，一半末用；干姜壹两，切；粳米壹升"。俞本"赤石脂壹斤"作"赤石脂壹升"。

[3] 吴本作"右二味"。

[4] 吴本无"令"。

[5] 温七合，内赤石脂末方寸匕，日三服：吴本作"温取七合，赤石脂末一方寸匕和服"。

17.43 热利下重[1]者，白头翁汤主之。

白头翁汤方 [2]

白头翁二两 　　　　黄连 　　　黄栢 [3]

秦皮各三两 [4]

右四味 [5]，以水七升，煮取二升，去滓，温服一升。不愈，更服 [6]。

【校注】

[1] 俞本、赵本"下重"作"重下"。

[2] 吴本无"白头翁汤"，"方"字属上"主之"后。

[3] 吴本"黄栢"作"黄蘗"。

[4] 吴本作"白头翁弍两；黄连，黄蘗，秦皮各叁两"。

[5] 吴本下有"哎咀"。

[6] 吴本"更服"下有"一升"。

17.44 下利后，更烦，按之心下濡者，为虚烦也，栀子豉汤主之。

栀子豉汤方 [1]

栀子十四枚 　　　　　　香豉四合，绵 [2]

右二味，以水四升，先 [3] 煮栀子，得 [4] 二升半，内豉，煮取一升半 [5]，去滓，分二服 [6]，温进一服。得吐则止 [7]。

【校注】

[1] 吴本无"栀子豉汤"，"方"字属上"主之"后。

[2] 邓本"绵"字漫漶，据吴本、徐本录正。吴本作"肥栀子拾肆枚，擘；香豉肆合，绵裹"。俞本"香豉肆合"下无"绢裹"。

[3] 吴本无"先"。

[4] 吴本"得"作"取"。

[5] 吴本作"更煮取一升"。

[6] 吴本作"分再服"。

[7] 吴本作"得快吐，止后服"。

17.45 下利清谷，里寒外热，汗出而厥者，通脉四逆汤主之。

通脉四逆汤方 [1]

附子大者一枚，生用　　　　　　　干姜三两，强人可四两

甘草二两，炙 [2]

右三味 [3]，以水三升，煮取一升二合，去滓，分温再服 [4]。

【校注】

[1] 吴本无"通脉四逆汤"，"方"字属上"主之"后。

[2] 吴本作"甘草式两，炙；干姜叁两，强人可四两；附子大者壹枚，生用，去皮，破八片"。俞本"强人可四两"作"强者四两"。

[3] 吴本下有"㕮咀"。

[4] 吴本下有"其脉即出者，愈"。

17.46 下利，肺痛，紫参汤主之。

紫参汤方 [1]

紫参半斤　　　　甘草三两 [2]

右二味 [3]，以水五升，先煮紫参，取二升，内甘草，煮取一升半 [4]，分温三服。（疑非仲景方）

【校注】

[1] 吴本无"紫参汤"，"方"字属上"主之"后。

[2] 吴本作"紫参半斤；甘草叁两，炙"。

[3] 吴本下有"㕮咀"。

[4] 吴本下有"去滓"。

17.47 气利 [1]，诃梨勒散主之 [2]。

诃梨勒散方 [3]

诃梨勒十枚，煨 [4]

右一味，为散 [5]，粥饮和，顿服 [6]。（疑非仲景方）

【校注】

[1] 气利：下利完谷不化。

[2] 吴本作"主气利，诃梨勒散。方"。

[3] 吴本无"诃梨勒散"，"方"字属上"诃梨勒散"后。

[4] 吴本作"诃梨勒拾枚，以面裹塘灰火中煨之，令面熟，去核"。

[5] 吴本作"细为散"。

[6] 吴本作"顿服之"。

附方

《千金翼》小承气汤 治大便不通，哕，数谵语 [1]。（方见上 [2]）

【校注】

[1] 吴本自"《千金翼》小承气汤"以下作"治大便不通，哕，数谵语，小承气汤主之"。

[2] 吴本作"方见上。见《千金翼》。"

《外台》黄芩汤 治干呕下利 [1]。

| 黄芩 | 人参 | 干姜各三两 |
| 桂枝乙两 | 大枣十二枚 | 半夏半升 [2] |

右六味 [3]，以［水］[4] 七升，煮取三升 [5]，温分三服 [6]。

【校注】

[1] 吴本作"干呕下利，黄芩汤主之。方"。下有夹注："《玉函经》云：人参黄芩汤。"

[2] 吴本作"黄芩，人参，干姜各叁两；桂枝去皮，式两；大枣拾式枚，擘；半夏半升，洗"。

[3] 吴本下有"哎咀"。

[4] 吴本、俞本、赵本、徐本、《金匮玉函经》"以"下并有"水"字，据补。

[5] 吴本下有"去滓"。

[6] 吴本"温分三服"下有夹注："见《外台》。"

○疮痈肠痈浸淫病脉证并治第十八

论一首　脉证三条[1]　方五首

【校注】

[1] 吴本作"脉证三条，论一首"。

18.1 诸浮数脉，应当发热，而反洒淅恶寒，若有痛处，当发其[1]痈[2]。

【校注】

[1] 其：为。

[2]《伤寒论卷第一·辨脉法第一》自"诸浮数脉"以下作："诸脉浮数，当发热而洒淅恶寒。若有痛处，饮食如常者，畜积有脓也。"关于"痈"的病机，请详参《灵枢·痈疽第八十一》。

18.2 ○师曰：诸痈肿，欲知有脓无脓[1]，以手掩肿上，热者为有脓，不热者为无脓。

【校注】

[1]《脉经卷第八·平痈肿肠痈金疮侵淫脉证第十六》"欲知有脓无脓"作"欲知有脓与无脓"。

18.3 肠痈之为病，其身[1]甲错，腹皮急，按之濡，如肿状，腹无积聚[2]，身无[3]热，脉数，此为腹内有痈脓[4]，薏苡附子败酱散[5]主之。

薏苡附子败酱散方[6]

薏苡仁十分　　　　　　附子二分　　　　　　败酱五分[7]

右三味，杵为末，取方寸匕，以水二升，煎减半[8]，顿服[9]。（小便当下[10]）

【校注】

[1]《脉经卷第八·平痈肿肠痈金疮侵淫脉证第十六》"身"作"身体"。

[2] 俞本"聚"误作"飞"。

[3] 俞本"无"误作"而"。

[4] 身无热，脉数，此为腹内有痈脓：吴本"腹内有痈脓"作"腹内有脓"。俞本"腹"误作"脓"。《脉经卷第八·平痈肿肠痈金疮侵淫脉证第十六》作"脉数，身无热，内有痈也"。

[5] 吴本作"薏苡人附子败酱散"。

[6] 吴本无"薏苡附子败酱散"，"方"字属上"主之"后。

[7] 吴本作"薏苡人拾分；附子式分，炮，去皮；败酱伍分"。

[8] 吴本作"煎取一升"。

[9] 吴本作"顿服之"。

[10] 吴本作大字正文，接"顿服之"后。

18.4 肠[1]痈者，少腹肿痞，按之即痛如淋，小便自调[2]，时时发热，自汗出，复恶寒，其脉迟紧者，脓未成，可下之，当有血。脉洪数者，脓已成，不可下也。大黄牡丹汤主之。

大黄牡丹汤方[3]

| 大黄四两 | 牡丹乙两 | 桃仁五十个 |
| 瓜子半升 | 芒消三合[4] | |

右五味[5]，以水六升，煮取一升，去滓，内芒消，再煎沸[6]，顿服之。有脓，当下；如无[7]脓[8]，当下血。

【校注】

[1] 邓本"肠"字漫漶，据吴本、俞本、赵本、徐本录正。

[2] 肠痈者，少腹肿痞，按之即痛如淋，小便自调：《脉经卷第八·平痈肿肠痈金疮侵淫脉证第十六》作"肠痈者，少腹肿，按之则痛，小便数如淋"。

[3] 吴本无"大黄牡丹汤"，"方"字属上"主之"后。

[4] 吴本作"大黄肆两；牡丹壹两；桃人伍拾枚，去皮尖；瓜子半升；芒消叁合"。

[5] 吴本下有"哎咀"。

[6] 吴本作"再煎一沸"。

[7] 俞本"无"误作"先"。

[8] 吴本无"脓"。

18.5 问曰：寸口脉浮微而涩[1]，然[2]当亡血若汗出，设不汗者，云何？答曰：若[3]身有疮，被刀斧[4]所伤，亡血故也。

【校注】

[1] 吴本"涩"作"濇"。

[2] 吴本、《脉经卷第八·平痈肿肠痈金疮侵淫脉证第十六》"然"作"法"。

[3] 吴本"若"误作"苦"。

[4] 吴本、《脉经卷第八·平痈肿肠痈金疮侵淫脉证第十六》"刀斧"作"刀器"。

18.6 病金疮，王不留行散主之[1]。

[王不留行散方][2]

王不留行十分，八月八日採　　　　蒴藋[3]细叶十分，七月七日採

桑东南根白皮，十分，三月三日採　　甘草十八分

川椒三分，除目及闭口者，汗　　　　黄芩二分

干姜二分　　　　芍药二分　　厚朴二分[4]

右九味，桑根皮[5]以上三味烧灰[6]存性，勿令灰[7]过，各别杵筛，合（治）[冶][8]之为散，服方寸匕[9]。小疮即[10]粉之，大疮[11]但服之，产后亦可服。如风寒，桑东根[12]勿取之。前三物皆阴干百日。

排脓散方

枳实十六枚　　　　芍药六分　　　　桔梗二分[13]

右三味，杵为散，取鸡子黄一枚，以药散与鸡黄相等[14]，揉和令相得，饮和服之，日一服。

排脓汤方

甘草二两　　　　桔梗三两　　　　生姜乙两

大枣十枚[15]

右四味[16]，以水三升，煮取一升[17]，温服五合，日再服。

【校注】

[1] 吴本"主之"下有"方"。

[2] 邓本无"王不留行散方"，俞本作"王不留行散"。此据文例及俞本、徐本补。

[3] 蒴 shuò 藋 zhuó：即接骨草。

[4] 吴本作"王不留行拾分，八月八日采之；蒴藋细叶拾分，七月七日采之；桑东南根如指大白皮，拾分，三月三日采；甘草拾捌分，炙；蜀椒叁分，去目及闭口者，汗；黄芩弍分；干姜弍分；芍药弍分；厚朴弍分，炙"。

[5] 吴本"桑根皮"作"桑东南根皮"。

[6] 吴本"烧灰"作"烧为灰"。

[7] 邓本"灰"字残泐，据吴本、俞本、赵本、徐本录正。

[8] 邓本及诸本"冶"均作"治"。按：捣碎义当作"冶"，俗书氵、冫相乱，因误作"治"。此据文意录正。说详拙文《伤寒论'搏'、'治'新证》。下同，不复出校。

[9] 吴本"服方寸匕"作"病者与方寸匕服之"。

[10] 吴本"即"作"则"。

[11] 邓本"大疮"字残泐，据俞本、赵本、徐本录正。吴本"大疮"作"中大疮"。

[12] 吴本"桑东根"作"桑根"。

[13] 吴本作"枳实拾陆枚，炙；芍药陆分；桔梗弍分"。俞本"桔梗二分"作"桔梗一分"。

[14] 吴本作"以取散与鸡黄等"。

[15] 吴本作"甘草弍两，炙；桔梗叁两；生姜壹两，切；大枣拾枚，擘"。

[16] 吴本下有"哎咀"。

[17] 吴本下有"去滓"。

18.7 浸淫疮，从口 [1] 流向四肢者，可治；从四肢流来入口者，不可治。

【校注】

[1]《脉经卷第八·平痈肿肠痈金疮侵淫脉证第十六》"从口"作"从口起"。

18.8 浸淫疮 [1]，黄连粉主之（方未见 [2]）。

【校注】

[1] 吴本无"浸淫疮"。

[2] 吴本"黄连粉主之（方未见）"属上"不可治"句后。

〇趺蹶手指臂肿转筋阴狐疝蛔虫病脉证 [1] 治第十九

论一首　脉证一条 [2]　方四首

【校注】

[1] 吴本"脉证"下有"并"字。

[2] 吴本作"脉证二条"。

19.1 师曰：病 [1] 趺蹶 [2]，其人但能前，不能却，刺腨入二寸。此太阳经伤也。

【校注】

[1] 吴本"病"下有"者"字。

[2] 跌蹶：足行走不便。跌，足；蹶，同"躠"，跛行。枚乘《七发》："夫出舆入辇，命日躠痿之机。"吕向日："躠，足不能行。痿，痹也。舆辇之安，乃为此病之几兆也。"

19.2 病人常以手指臂肿[1]动，此人身体瞤瞤者，藜芦甘草汤主之。

藜芦甘草汤方（未见[2]）。

【校注】

[1] 吴本"肿"作"胫"。

[2] 吴本无"藜芦甘草汤方"。夹注作"方未见"，属上"主之"后。

19.3 转筋[1]之为病，其人臂脚直，脉上下行，微弦。转筋入腹者，鸡屎白散主之。

鸡屎白散方[2]
鸡屎白
右一味，为散，取方寸匕，以水六合和，温服。

【校注】

[1] 转筋：肌肉拘挛。"转"，读若"抟"，卷紧；紧缩。筋，指肌肉。按，《素问》《灵枢》之"筋"有四义：筋骨之"筋"；筋膜之"筋"（《素问·平人气象论第十八》："藏真散于肝，肝藏筋膜之气也。"《素问·痿论第四十四》："肝主身之筋膜。"）；筋肉之"筋"，指肌肉（《灵枢·经筋第十三》："足阳明之筋，……其病，足中指支，胫转筋，脚跳坚，伏兔转筋，髀前肿，溃疝，腹筋急，引缺盆及颊，卒口僻。

急者，目不合；热则筋纵，目不开；颊筋有寒，则急引颊移口；有热，则筋弛纵缓不胜收，故僻"）；筋脉之"筋"，指人体静脉系统（《灵枢·水胀第五十七》："鼓胀何如？歧伯曰：腹胀，身皆大，大与肤胀等也，色苍黄，腹筋起，此其候也。"《素问·生气通天论第三》："因而饱食，筋脉横解，肠澼为痔"）。

[2] 吴本无"鸡屎白散"，"方"字属上"主之"后。

19.4 阴狐疝气者，偏有小大，时时上下，蜘蛛散主之[1]。

[蜘蛛散方][2]
蜘蛛十四枚，熬焦　　　桂枝半两[3]
右二味，为散，取八分一匕，饮和服，日再服。蜜丸亦可[4]。

【校注】
[1] 吴本"主之"后有"方"字。
[2] 邓本无"蜘蛛散方"，据文例及赵本、徐本补。
[3] 吴本作"蜘蛛拾肆枚，熬焦；桂枝半两，去皮"。
[4] 吴本"亦可"作"亦得"。

19.5 问曰：病腹痛有虫，其脉何以别之？ ○师曰：腹中痛，其脉当沈若弦，反洪大，故有蛔虫。

19.6 蛔虫之为病，令人吐涎，心痛，发作有时，毒药不止，甘草粉蜜汤主之。

甘草粉蜜汤方[1]
甘草二两　　　粉乙两重　　　蜜四两[2]
右三味[3]，以水三升，先煮甘草，取二升，去滓，内粉、蜜，搅令和，煎如薄粥，温服一升。差即止。

【校注】

[1] 吴本无"甘草粉蜜汤方"。

[2] 吴本作"甘草式两，炙；粉壹两；蜜肆两"。

[3] 吴本下有"哎咀"。

19.7 蛔厥者，当吐蛔[1]。（令）[今][2]病者静而复时烦[3]，此为藏寒，蛔上入膈[4]，故烦。须臾复止，得食而呕，又烦者，蛔闻食臭出。其人当[5]自[6]吐蛔。

【校注】

[1] 吴本、《伤寒论卷第六·辨厥阴病脉证并治第十二》"当吐蛔"上有"其人"。

[2] 赵本"令"作"今"，义长，据改。今，假设连词，假使。

[3] 吴本、《伤寒论卷第六·辨厥阴病脉证并治第十二》"烦"下有"者"字。

[4] 吴本、《伤寒论卷第六·辨厥阴病脉证并治第十二》"膈"上有"其"字。

[5] 吴本"当"作"常"。

[6] 自：副词词尾，无义。

19.8 蛔厥者，乌梅丸主之[1]。

乌梅丸方[2]

乌梅三百个 　　细辛六两 　　干姜十两

黄连一斤 　　当归四两 　　附子六（两）[枚][3]，炮

川椒四两，去[目及闭口者][4]，汗 　　桂枝六两

人参 　　黄蘗各六两[5]

右十味，异捣，筛[6]，合（治）[冶]之，以苦酒渍乌梅一宿，去

核，蒸之五升米下[7]，饭熟，捣成泥，和药令[8]相得，内白中，与蜜杵二千下[9]，丸如梧子大[10]，先食饮服十丸，[日][11]三服，稍加至[12]二十九。禁生冷滑臭等食[13][14]。

【校注】

[1] 吴本、《伤寒论卷第六·辨厥阴病脉证并治第十二》下有夹注："又主久痢。"

[2] 吴本无"乌梅丸"，"方"字属上"乌梅丸主之"后。

[3] 吴本"六两"作"陆枚"，据《伤寒论》《金匮要略方》用药之例，作"枚"义长，据改。

[4] 吴本"去"后有"目及闭口者"，据《伤寒论》《金匮要略方》用药之例，有"目及闭口者"者义长，据补。

[5] 吴本作"乌梅叁百枚；细辛陆两；干姜拾两；黄连拾陆两；当归肆两；附子陆枚，炮，去皮；蜀椒肆两，去目及闭口者，汗；桂枝陆两，去皮；人参陆两；黄蘗陆两"。

[6] 吴本"异捣，筛"作"各异捣，筛"。

[7] 吴本、《伤寒论卷第六·辨厥阴病脉证并治第十二》作"蒸之五斗米下"。

[8] 吴本无"令"。

[9] 吴本"二千下"作"三千下"。俞本作"五千下"。

[10] 吴本、《伤寒论卷第六·辨厥阴病脉证并治第十二》"梧子大"作"梧桐子大"。

[11] 吴本、徐本、《伤寒论卷第六·辨厥阴病脉证并治第十二》"三服"上有"日"，义长，兹据补。

[12] 吴本无"至"。

[13] 吴本无"禁生冷滑臭等食"。《伤寒论卷第六·辨厥阴病脉证并治第十二》作"禁生冷、滑物、臭食等"。俞本"滑"作"溃"。

[14] 吴本此下是《杂疗方第二十》。

新编金匮方论卷中 [1]

【校注】

[1] 吴本作"金匮要略方卷中"。俞本作"新编金匮要略方论卷之中"。

新编金匮方论卷下 [1]

尚书司封郎中充秘阁校理臣　林亿等诠次
晋　王叔和　集
汉　张仲景　述 [2]

○妇人妊娠病脉证并治第二十 [3]

证三条　方八首 [4]

【校注】

[1] 吴本作"金匮要略方卷下"。俞本作"新编金匮要略方论卷之下"。

[2] 吴本作"汉张仲景述，晋王叔和集，臣林亿等诠次"。按，吴本此下是以下目次："妇人妊娠病脉证并治第二十一，妇人产后病脉证并治第二十二，妇人杂病脉证并治第二十三，禽兽虫鱼禁忌并治第二十四，果实菜谷禁忌并治第二十五。"

[3] 吴本作"妇人妊娠病脉证并治第二十一"。

[4] 徐本作"方九首"。

20.1 师曰：妇人 [1]，得平脉，阴脉小弱，其人渴，不能食，无寒热，名妊娠 [2]。桂枝汤主之（方见利中 [3]）。于 [4] 法，六十日当有此证 [5]。设有，医治逆者，却一月加吐下者，则绝之。

【校注】

[1] 吴本"妇人"上有"脉"字。

[2] 吴本"妊娠"作"为躯"。

[3] 吴本作"方见利中"，在下"则绝之"句后。

[4] 吴本无"于"。

[5] 吴本"当有此证"作"当有娠"。

20.2 妇人宿有癥病 [1]，经断未及 [2] 三月，而得漏下 [3] 不止、胎 [4] 动，在 [5] 脐上者 [6]，为癥痼害 [7]。妊娠 [8]，六月动者。前三月经水利时，胎 [9]；下血者后断三月，衃 [10] 也。所以血 [11] 不止者，其癥不去故也。当下其癥，桂枝茯苓丸主之 [12]。

桂枝茯苓丸方 [13]

| 桂枝 [14] | 茯苓 | 牡丹去心 |
| 桃仁 [15] 去皮尖，熬 | 芍药各等分 | |

右五味，末之，炼 [16] 蜜和丸如兔屎大，每日食前服 [17] 一丸。不知，加至三丸。

【校注】

[1] 吴本、《脉经卷第九·平妊娠胎动血分水分吐下腹痛证第二》"宿有癥病"作"妊娠"。

[2] 吴本、《脉经卷第九·平妊娠胎动血分水分吐下腹痛证第二》无"未及"。

[3] 吴本、《脉经卷第九·平妊娠胎动血分水分吐下腹痛证第二》

"漏下"下有"下血四十日"五字。

[4] 吴本、《脉经卷第九·平妊娠胎动血分水分吐下腹痛证第二》"胎"下有"欲"字。

[5] 吴本作"在于"。

[6] 《脉经卷第九·平妊娠胎动血分水分吐下腹痛证第二》无"者"。

[7] 吴本、《脉经卷第九·平妊娠胎动血分水分吐下腹痛证第二》"为癥痼害"作"此为妊娠"。

[8] 吴本、《脉经卷第九·平妊娠胎动血分水分吐下腹痛证第二》无"妊娠"。

[9] 吴本、徐本、《脉经卷第九·平妊娠胎动血分水分吐下腹痛证第二》"胎"下有"也"字。

[10] 吴本"衃"字作"不血",盖作上下结构而误分为二字。

[11] 吴本、《脉经卷第九·平妊娠胎动血分水分吐下腹痛证第二》"血"上有"下"字。

[12] 吴本、《脉经卷第九·平妊娠胎动血分水分吐下腹痛证第二》作"宜桂枝茯苓丸"。徐本、《脉经卷第九·平妊娠胎动血分水分吐下腹痛证第二》"丸"作"圆"。

[13] 吴本无"桂枝茯苓丸","方"字属上"主之"后。"方"下有夹注:"邓本云:妇人宿有癥病,经断未及三月,而得漏下不止、胎动,在脐上者,为癥痼害。"

[14] 吴本下有"去皮"。

[15] 吴本作"桃人"。

[16] 吴本"炼"作"鍊"。

[17] 吴本无"食前服"。

20.3 妇人怀娠六七月[1],脉弦,发热,其胎愈胀[2],腹痛恶寒者,少腹如扇[3]。所以然者,子藏开故也。当以附子汤温其藏。(方未见)

【校注】

[1] 吴本"六七月"作"六月七月"。

[2] 吴本、《脉经卷第九·平妊娠胎动血分水分吐下腹痛证第二》"愈胀"作"踰腹"。

[3] 吴本"少腹如扇"下有"之状"。《脉经卷第九·平妊娠胎动血分水分吐下腹痛证第二》作"腹痛恶寒,寒者小腹如扇之状"。

20.4 师曰:妇人有漏下者,有半产[1]后因续下血都不绝者,有妊娠下血者。假令妊娠腹中痛,为胞阻[2]。胶艾汤主之。

芎归胶艾汤方[3](一方加干姜乙两,胡洽治妇人胞动,无干姜[4]。)

芎藭　　　　　　　阿胶　　　　　　　甘草各二两
艾叶　　　　　　　当归各三两　　　　芍药四两
干地黄[5]

右七味[6],以水五升、清酒三升合,煮取三升,去滓,内胶,令[7]消尽,温服一升,日三服。不差,更作[8]。

【校注】

[1]《脉经卷第九·平妊娠胎动血分水分吐下腹痛证第二》"半产"作"中生"。

[2]《脉经卷第九·平妊娠胎动血分水分吐下腹痛证第二》"胞阻"作"胞漏"。

[3] 吴本无"芎归胶艾汤","方"字属上"主之"后。

[4] 吴本夹注在下煎服法"不差,更作"句后,"胞动"作"胎动"。俞本、赵本"胡洽"作"胡氏"。

[5] 吴本作"阿胶,芎藭,甘草炙,各式两;艾叶,当归各叁两;芍药,干地黄各肆两"。《外台秘要方卷第三十三·顿仆胎动方四首》"《集验》胶艾汤方"亦作"干地黄四两"。

[6] 吴本下有"哎咀"。

[7] 邓本"令"字漫漶，据吴本、俞本、赵本、徐本录正。

[8]《外台秘要方卷第三十三·顿仆胎动方四首》有以下相关内容："《集验》疗妊娠二三月，上至七八月，顿仆失踞，胎动不安，伤损腰腹，痛欲死，若有所见，及胎奔上抢心，短气，胶艾汤方：当归，芎䓖，甘草炙，阿胶炙，芍药各二两；艾叶三两；干地黄四两。右七味，切，以水五升，好酒三升，合煮取三升，去滓，内胶，更上火令胶烊，分三服，日三。不瘥，更作。忌海藻、菘菜、芜荑。"《外台秘要方卷第二十九·从高堕下方三首》："《千金翼》胶艾汤：主男子伤绝，或从高堕下，伤五藏，微者唾血，甚者吐血，及金疮经内绝者。方：阿胶炙，艾叶、芍药、干地黄，各三两；干姜，当归，甘草炙，芎䓖，各二两。右八味，切，以水八升，煮取三升，去滓，内胶令烊，分再服，羸人三服。此汤正主妇人产后崩中伤下血多，虚喘欲死，腹痛，下血不止者，服之良。忌海藻、菘菜、芜荑。"

20.5 妇人怀妊[1]，腹中疠[2]痛，当归芍药散主之。

当归芍药散方[3]

| 当归三两 | 芍药乙斤 | 茯苓四两 |
| 白术四两 | 泽泻半斤 | 芎䓖半斤。一作三两[4] |

右六味，杵为散，取方寸匕，酒和，日三服。

【校注】

[1] 吴本、俞本、徐本"怀妊"作"怀娠"。

[2] 疠：拘急痛，古巧切，音绞。又，小痛，绵绵作痛，尼黝切，音牛。

[3] 吴本无"当归芍药散"，"方"字属上"主之"后。

[4] 吴本作"当归肆两，芍药壹斤，茯苓肆两，白术肆两，泽泻半

斤，芎藭半斤（一作叁两）"。

20.6 妊娠[1]呕吐不止，干姜人参半夏丸主之。

干姜人参半夏丸方[2]

干姜 　　　　　人参各一两 　　　　　半夏二两[3]

右三味，末之，以生姜汁糊为丸[4]，如梧子大，饮服十丸[5]，日三服。

【校注】

[1] 吴本"妊娠"上有"妇人"。

[2] 吴本无"干姜人参半夏丸"，"方"字属上"主之"后。

[3] 吴本作"干姜，人参各壹两；半夏半两，洗"。

[4] 吴本"糊"作"和"。

[5] 吴本"十丸"作"一丸"。

20.7 妊娠[1]小便难，饮食[2]如故，归母苦参丸[3]主之。

当归贝母苦参丸方[4]（男子加滑石半两[5]）

当归 　　　　　贝母 　　　　苦参各四两

右三味，末之，炼蜜丸[6]如小豆大，饮服三丸，加至十丸[7]。

【校注】

[1] 吴本、《脉经卷第九·平妊娠胎动血分水分吐下腹痛证第二》"妊娠"上有"妇人"。

[2]《脉经卷第九·平妊娠胎动血分水分吐下腹痛证第二》"饮食"作"饮"。

[3] 吴本作"当归贝母苦参丸"，《脉经卷第九·平妊娠胎动血分水

分吐下腹痛证第二》作"当归贝母苦参圆"。

[4] 吴本无"当归贝母苦参丸","方"字属上"主之"后。

[5] 吴本夹注在下煎服法"加至十九"句后，作大字正文。

[6] 吴本"炼蜜丸"作"鍊蜜和丸"。

[7] 吴本下有"男子加滑石半两"。

20.8 妊娠[1]有水气，身重，小便不利，洒淅[2]恶寒，起即头眩，葵子茯苓散主之。

葵子茯苓散方[3]

葵子乙斤   茯苓三两[4]

右二味，杵为散，饮服方寸匕，日三服。小便利则愈。

【校注】

[1] 吴本、《脉经卷第九·平妊娠胎动血分水分吐下腹痛证第二》"妊娠"上有"妇人"。

[2] 俞本"洒淅"作"洒浙"，俗书扌、木相乱故也。《脉经卷第九·平妊娠胎动血分水分吐下腹痛证第二》"洒淅"作"洒洒"。

[3] 吴本无"葵子茯苓散","方"字属上"主之"后。

[4] 吴本作"葵子壹升，茯苓叁两"。

20.9 妇人妊娠，宜常服当归散（主之）[1]。

当归散方[2]

当归   黄芩[3]   芍药

芎藭各一斤[4]   白术半斤

右五味，杵为散，酒饮服方寸匕，日再服。妊娠常服即易产，胎无苦疾。产后百病悉主之。

【校注】

[1] 宜常服当归散主之：吴本作"宜服当归散"。《脉经卷第九·平妊娠胎动血分水分吐下腹痛证第二》作"宜服当归散，即易产无疾苦"。据删"主之"。

[2] 吴本无"当归散"，"方"字属上"当归散"后。

[3] 俞本"芩"误作"苓"。

[4] 俞本"各一斤"误作"各一两"。

[附方]^[1]

【校注】

[1] 邓本无"附方"，据吴本补。

20.10 妊娠养胎，白朮散主之^[1]。

白朮散方^[2]（见《外台》^[3]）

白朮	芎藭	蜀椒三分，汗

牡蛎^[4]

右四味，杵为散，酒服一钱匕，日三服^[5]，夜一服。但苦痛，加芍药。心下毒^[6]痛，倍加芎藭。心烦，吐，痛，不能食饮，加细辛一两、半夏大者^[7]二十枚。服之后，更以醋浆水服之。若呕，以^[8]醋浆水服之。复^[9]不解者，小麦汁服之。已后渴者，大麦粥服之。病虽愈，服^[10]之勿置。

【校注】

[1] 吴本无"主之"。

[2] 吴本无"白朮散"，"方"字属上"白朮散"后。

[3] 吴本"见《外台》"下有"出《古今录验》"，在下煎服法"服

之勿置"句后。

[4] 吴本作"白朮，芎藭各肆分；蜀椒叁分，汗；牡蛎弍分，熬"。俞本、赵本"汗"作"汁"。

[5] 吴本无"服"。

[6] 毒：笃重；严重。

[7] 吴本"大者"作"钱大者"。

[8] 吴本"以"上有"亦"字。

[9] 俞本"复"误作"后"。

[10] 吴本"服"上有"尽"字。

妇人伤胎[1]，怀身，腹满，不得小[2]便，从[3]腰以下重，如有水气状。怀身七月，太阴当养不养，此心气实，当刺泻[4]劳宫及关元，小便微[5]利则愈。（见《玉函》）

【校注】

[1] 吴本、《金匮玉函经卷六·第二十六》《脉经卷第七·病可刺证第十三》"伤胎"作"伤寒"。

[2] 《金匮玉函经卷六·第二十六》"小"作"大"。

[3] 吴本、《脉经卷第七·病可刺证第十三》"从"上有"加"字。

[4] 吴本"泻"作"写"。

[5] 吴本、《脉经卷第七·病可刺证第十三》无"微"字。

○妇人产后病脉证治第二十一[1]

论一首　证六条　方七首[2]

【校注】

[1] 吴本作"妇人产后病脉证并治第二十二"。

[2] 吴本作"方十七首"。徐本作"方八首"。

21.1 问曰：新产妇人有三病，一者病（痓）[痉][1]，二者病郁冒，三者大便难，何谓也？○师曰：新产血虚，多汗出[2]，喜中风，故令病（痓）[痉]。亡血，复汗[3]，寒多，故令郁冒。亡津液[4]，胃燥，故大便难。

【校注】

[1]《脉经卷第九·平产后诸病郁冒中风发热烦呕下利证第三》"痓"作"痉"，义长，据校正。下同，不复出校

[2]《脉经卷第九·平产后诸病郁冒中风发热烦呕下利证第三》作"新产亡血，虚，多汗出"。

[3] 吴本"亡血，复汗"上有"何故郁冒？师曰"六字。

[4] 吴本、《脉经卷第九·平产后诸病郁冒中风发热烦呕下利证第三》"亡津液"上有"何故大便难？师曰"七字。

21.2 产妇郁冒[1]，其脉微弱，[呕]不能食[2]，大便反坚，但头汗出。所以然者，血虚而厥，厥而必冒。冒家欲解，必大汗出。以血虚下厥，孤阳上出，故头[3]汗出。所以产[4]妇喜汗出者，亡阴血虚，阳

气独盛，故当汗出，阴阳乃复。大便坚[5]，呕不能食[6]，小柴胡汤主之（方见呕吐中）。

【校注】

[1] 吴本夺"冒"字。

[2]《脉经卷第九·平产后诸病郁冒中风发热烦呕下利证第三》"不能食"作"呕不能食"。据下文，有"呕"字义长，据补。

[3] 吴本、《脉经卷第九·平产后诸病郁冒中风发热烦呕下利证第三》"头"上有"但"字。

[4]《脉经卷第九·平产后诸病郁冒中风发热烦呕下利证第三》"产"作"生"。

[5] 吴本、《脉经卷第九·平产后诸病郁冒中风发热烦呕下利证第三》"大便坚"作"所以便坚者"。

[6] 吴本、《脉经卷第九·平产后诸病郁冒中风发热烦呕下利证第三》"食"下有"也"字。

21.3 病解能食，七八日[1]更发热者，此为胃实[2]，大承气汤主之（方见痉中[3]）。

【校注】

[1] 吴本、《脉经卷第九·平产后诸病郁冒中风发热烦呕下利证第三》"七八日"下有"而"。

[2] 吴本、《脉经卷第九·平产后诸病郁冒中风发热烦呕下利证第三》"此为胃实"作"此为胃热气实"。

[3] 吴本作"方见痉病中"。

21.4 产后[1]腹中㽲痛[2]，当归生姜羊肉汤主之[3]。并治腹中寒疝，虚劳不足。

当归生姜羊肉汤方[4]（见寒疝中[5]）

【校注】

[1] 吴本、《脉经卷第九·平产后诸病郁冒中风发热烦呕下利证第三》"产后"上有"妇人"。

[2] 俞本"疼痛"作"疼痛"。

[3]《脉经卷第九·平产后诸病郁冒中风发热烦呕下利证第三》"当归生姜羊肉汤主之"作"可与当归生姜羊肉汤"。

[4] 吴本无"当归生姜羊肉汤方"。

[5] 吴本"见寒疝中"夹注属上"虚劳不足"后。

21.5 产后[1]腹痛，烦满不得卧，枳实芍药散主之。

枳实[2] 芍药散方[3]
枳实烧令黑，勿太过[4]　　　　　　芍药等分
右二味，杵为散，服[5]方寸匕，日三服。并主痈脓，以麦粥[6]下之。

【校注】

[1] 吴本"产后"上有"妇人"。

[2] 邓本"枳实"二字漫漶，据俞本、赵本、徐本录正。

[3] 吴本无"枳实芍药散"，"方"字属上"主之"后。

[4] 吴本作"勿令太过"。

[5] 俞本无"服"。

[6] 吴本"麦粥"作"麦屑粥"。

21.6 师曰：产妇腹痛[1]，法当以枳实芍药散[2]，假令不愈者，此为腹中有干血著脐下，宜下瘀血汤主之[3]（亦主经水不利[4]）。

下瘀血汤方^[5]

大黄二两　　　桃仁二十枚　　　　䗪虫二十枚，熬，去足^[6]

右三味，末之，炼^[7]蜜和为四丸，以酒一升，煎一丸，取八合，顿服之，新血下^[8]如豚肝。

【校注】

[1]《脉经卷第九·平产后诸病郁冒中风发热烦呕下利证第三》"产妇腹痛"下有"烦满不得卧"。

[2]吴本"以"作"与"。《脉经卷第九·平产后诸病郁冒中风发热烦呕下利证第三》作"法当枳实芍药散主之"。

[3]吴本作"与下瘀血汤服之"。《脉经卷第九·平产后诸病郁冒中风发热烦呕下利证第三》作"与下瘀血汤"。

[4]吴本作"主经水不利若瘀血"，大字正文，接"与下瘀血汤服之"后。

[5]吴本无"下瘀血汤"，"方"字属上"主经水不利若瘀血"后。

[6]吴本作"大黄式两；桃人叁拾枚，去皮尖；䗪虫式拾枚，熬，去足"。

[7]吴本"炼"作"鍊"。

[8]吴本"下"作"利下"。

21.7产后^[1]七八日，无太阳证，少腹坚痛，此恶露不尽。不大便^[2]，烦躁发热^[3]，切脉^[4]微实再倍，发热^[5]，日晡时烦躁^[6]者，不食^[7]，食则^[8]谵语,（至夜）[利之] 即愈^[9]，宜大承气汤主之^[10]。热在里^[11]，结在膀胱也。（方见痉病中^[12]）

【校注】

[1]吴本、《脉经卷第九·平产后诸病郁冒中风发热烦呕下利证第三》"产后"上有"妇人"。

[2] 吴本、《脉经卷第九·平产后诸病郁冒中风发热烦呕下利证第三》作"不大便四五日"。俞本夺"不"。

[3] 吴本、《脉经卷第九·平产后诸病郁冒中风发热烦呕下利证第三》无"烦躁发热"。

[4] 吴本、《脉经卷第九·平产后诸病郁冒中风发热烦呕下利证第三》"切脉"作"趺阳脉"。

[5] 吴本、《脉经卷第九·平产后诸病郁冒中风发热烦呕下利证第三》"发热"上有"其人"。

[6] 日晡时烦躁：吴本、《脉经卷第九·平产后诸病郁冒中风发热烦呕下利证第三》"日晡时"作"日晡所"。徐本"烦躁"作"烦燥"。

[7]《脉经卷第九·平产后诸病郁冒中风发热烦呕下利证第三》作"不能食"。

[8] 吴本"则"作"即"。《脉经卷第九·平产后诸病郁冒中风发热烦呕下利证第三》无"食则"。

[9] 至夜即愈：吴本作"利之即愈"，《脉经卷第九·平产后诸病郁冒中风发热烦呕下利证第三》作"利之则愈"。据改。

[10] 宜大承气汤主之：吴本作"宜大承气汤"，无"主之"。《脉经卷第九·平产后诸病郁冒中风发热烦呕下利证第三》作"宜大承气汤"。

[11]《脉经卷第九·平产后诸病郁冒中风发热烦呕下利证第三》"热在里"上有"以"。

[12] 徐本无"方"。《脉经卷第九·平产后诸病郁冒中风发热烦呕下利证第三》作"方在《伤寒》中"。

21.8 产后风[1]，续之数十日不解，头微痛，恶寒，时时有热，心下闷[2]，干呕汗出，虽久[3]，阳旦证续在耳，可与阳旦汤（即桂枝汤[4]，方见下利中[5]）。

【校注】

[1] 吴本作"妇人产，得风"。

[2] 吴本"闷"作"坚"。

[3] 俞本"久"误作"又"。

[4] 吴本作"即桂枝汤是也"，大字正文。

[5] 吴本下有夹注："邓氏本'得'作'后'，'坚'作'闷'。"

21.9 产后[1] 中风，发热，面正赤，喘而头痛，竹叶汤主之。

竹叶汤方[2]

竹叶乙把	葛根三两	防风乙两
桔梗	桂枝	人参
甘草各乙两	附子一枚，炮	大枣十五枚
生姜五两[3]		

右十味[4]，以水一斗，煮取二升半[5]，分温三服，温覆使汗出。颈项强，用大附子一枚，破之如豆大，煎药，扬去沫。呕[6]者，加半夏半升洗。

【校注】

[1] 吴本"产后"上有"妇人"。

[2] 吴本无"竹叶汤"，"方"字属上"主之"后。

[3] 吴本作"竹叶壹把；葛根叁两；防风壹两；桔梗，桂枝去皮，人参，甘草炙，各壹两；附子壹枚，炮，去皮，破八片；大枣拾伍枚，擘；生姜伍两，切"。

[4] 吴本下有"哎咀"。

[5] 吴本下有"去滓"。

[6] 吴本、俞本、赵本、徐本"呕"并作"呕"。

21.10 妇人乳[1]，中虚，烦乱呕逆。安中益气，竹皮大丸[2]主之。

竹皮大丸方[3]

生竹茹二分　　　　　　石膏二分　　　　　　桂枝乙分

甘草七分　　　　　　　白薇乙分[4]

右五味，末之，枣肉和丸弹子大[5]，以饮服一丸，日三夜二[6]服。有热者，倍白薇。烦喘者，加栢[7]实一分。

【校注】

[1] 乳：乳子，谓产后。《脉经卷第九·平产后诸病郁冒中风发热烦呕下利证第三》"乳"作"产"。

[2]《脉经卷第九·平产后诸病郁冒中风发热烦呕下利证第三》"丸"作"圆"。

[3] 吴本无"竹皮大丸"，"方"字属上"主之"后。

[4] 吴本作"生竹茹式分；石膏式分，研；桂枝壹分，去皮；甘草七分，炙；白薇壹分"。

[5] 吴本"和丸弹子大"作"和丸如弹丸大"。俞本"和"作"为"。

[6] 邓本"二"字残，据吴本、俞本、赵本、徐本录正。

[7] 吴本"栢"作"柏"。

21.11 产后下利[1]，虚极，白头翁加甘草阿胶汤主之[2]。

白头翁加甘草阿胶汤方[3]

白头翁二两　　　　黄连　　　　蘗皮

秦皮各三两　　　　甘草二两　　阿胶二两[4]

右六味[5]，以水七升，煮取二升半[6]，内胶，令消尽，分温三服。

【校注】

[1] 吴本"产后下利"上有"妇人"。

[2]《脉经卷第九·平产后诸病郁冒中风发热烦呕下利证第三》此节作"妇人热利重下，新产虚极，白头翁加甘草汤主之"。

[3] 吴本无"白头翁加甘草阿胶汤"，"方"字属上"主之"后。

[4] 吴本作"白头翁式两；黄连，蘗皮，秦皮各叁两；甘草式两，炙；阿胶式两"。

[5] 吴本下有"哎咀"。

[6] 吴本下有"去滓"。

附方

《千金》三物黄芩汤　治妇人在草蓐，自发露得风，四肢苦烦热。头痛者，与小柴胡汤；头不痛，但烦者，此汤主之[1]。

黄芩乙两　　　　苦参二两　　　　　　干地黄四两
右三味[2]，以水八升，煮取二升[3]，温服一升。多吐下虫[4]。

【校注】

[1] 自"《千金》三物黄芩汤"至"此汤主之"，吴本作"妇人多在草蓐得风，四肢苦烦热，皆自发露所为。头痛者，与小柴胡汤；头不痛，但烦，与三物黄芩汤主之（小柴胡汤见呕吐中）"。

[2] 吴本作"右药哎咀"。

[3] 吴本下有"去滓"。

[4] 吴本下有夹注："见《千金》。"

《千金》内补当归建中汤　治妇人产后虚羸不足，腹中刺痛[1]不止，吸吸少气；或苦少腹中急（㿝）[挛][2]痛引腰背，不能食饮[3]。

产后一月日，得服四五剂为善，令人强壮，宜[4]。

当归四两	桂枝三两	芍药六两
生姜三两	甘草二两	大枣十二枚[5]

右六味[6]，以水一斗，煮取三升[7]，分温三服，一日令尽。若大虚，加饴糖六两，汤成内之，于火上暖[8]，令饴消[9]。若[10]去血过多，崩伤内衄不止，加地黄六两、阿胶二两，合八味[11]，汤成[12]，内阿胶。若无当归，以芎䓖代之[13]。若无生姜，以干姜代之[14]。

【校注】

[1] 邓本"痛"字漫漶，据吴本、俞本、赵本、徐本录正。

[2] 吴本"摩"作"挛"，义长，据改。

[3] 邓本"饮"字漫漶，据吴本、俞本、赵本、徐本录正。

[4] 自"《千金》内补当归建中汤"至"令人强壮，宜"，吴本作"治妇人产后虚羸不足，腹中刺痛不止，吸吸少气；或苦少腹中拘急挛引腰背，不能食饮。产后一月日，得服四五剂为善，令人强壮。内补当归建中汤方"。

[5] 吴本作"当归肆两；桂枝去皮，叁两；芍药陆两；生姜叁两，切；甘草式两，炙；大枣拾式枚，擘"。

[6] 吴本下有"哎咀"。

[7] 吴本下有"去滓"。

[8] 俞本"暖"作"煖"。

[9] 吴本"饴"作"饴糖"。下接"若无生姜，则以干姜代之"。

[10] 吴本"若"下有"其人"。

[11] 吴本"八味"作"八种"。

[12] 吴本下有"去滓"。

[13] 吴本下有夹注："见《千金》。"

[14] 吴本二句作"若无生姜，则以干姜代之"，在上"令饴消"句后。

○妇人杂病脉证并治第二十二 [1]

论一首　脉证合十四条　方十六首 [2]

【校注】

[1] 吴本作"妇人杂病脉证并治第二十三"。

[2] 吴本作"脉证合一十四条，论一首，方一十二首"。俞本"方十六首"作"方十三首"。

22.1 妇人中风，七八日，续来 [1] 寒热发作有时，经水适断 [2]，此为热入血室，其血必 [3] 结，故使如疟状，发作有时。小柴胡汤主之（方见呕 [4] 吐中）。

【校注】

[1] 吴本"来"作"得"。《脉经卷第九·平咽中如有炙脔喜悲热入血室腹满证第六》"来"作"有"。

[2]《脉经卷第九·平咽中如有炙脔喜悲热入血室腹满证第六》"经水适断"下有"者"。

[3] 必：则。

[4] 邓本"见"下阙一字，吴本、俞本、赵本、徐本并作"呕"，兹据录正。

22.2 妇人伤寒发热，经水适来，昼日明了，暮则谵语，如见鬼状者 [1]，此 [2] 为热入血室。治之 [3] 无犯胃气及 [4] 上二焦，必 [5] 自愈。

【校注】

[1] 俞本"者"作"然"。《脉经卷第九·平郁冒五崩漏下经闭不利腹中诸病证第五》无"者"。

[2] 邓本"鬼状"下二字漫漶，据吴本、赵本、徐本、《伤寒论卷第四·辨太阳病脉证并治下第七》录正。

[3] 吴本、《脉经卷第九·平郁冒五崩漏下经闭不利腹中诸病证第五》无"治之"。

[4]《脉经卷第九·平郁冒五崩漏下经闭不利腹中诸病证第五》"及"作"若"。

[5]《脉经卷第九·平郁冒五崩漏下经闭不利腹中诸病证第五》"必"作"必当"。

22.3 妇人中风，发热恶寒，经水适来，得[1]七八日，热除，脉迟，身凉和，胸胁[2]满，如结胸状，谵语者[3]，此为热入血室也[4]。当刺期门，随其实[5]而取之。

【校注】

[1]《脉经卷第九·平咽中如有炙脔喜悲热入血室腹满证第六》"得"下有"之"。

[2] 邓本"身凉"下二字漫漶，据吴本、俞本、赵本、徐本、《伤寒论卷第四·辨太阳病脉证并治下第七》录正。吴本、《脉经卷第九·平咽中如有炙脔喜悲热入血室腹满证第六》"胸胁"作"胸胁下"。

[3]《脉经卷第九·平咽中如有炙脔喜悲热入血室腹满证第六》"谵语者"上有"其人"。

[4]《脉经卷第九·平咽中如有炙脔喜悲热入血室腹满证第六》无"也"。

[5] 邓本"其"下一字漫漶，据吴本、赵本、徐本、《伤寒论卷第四·辨太阳病脉证并治下第七》录正。《脉经卷第九·平咽中如有炙脔

喜悲热入血室腹满证第六》"实"作"虚实"。

22.4 阳明病，下血，谵语者[1]，此为热入血室，但头汗出[2]，当刺期门，随其实而泻之，濈然汗出者[3]，愈[4]。

【校注】

[1]《脉经卷第九·平咽中如有炙脔喜悲热入血室腹满证第六》"下血，谵语者"作"下血而谵语"。

[2]《脉经卷第九·平咽中如有炙脔喜悲热入血室腹满证第六》"但头汗出"下有"者"。

[3] 吴本、《脉经卷第九·平咽中如有炙脔喜悲热入血室腹满证第六》无"者"。

[4]《伤寒论卷第四·辨太阳病脉证并治下第七》《脉经卷第九·平咽中如有炙脔喜悲热入血室腹满证第六》作"则愈"。

22.5 妇人咽中如有炙脔[1]，半夏厚朴汤主之。

半夏厚朴汤方[2]（《千金》作"胸满，心下坚，咽中怗怗如有炙肉，吐之不出，吞之不下[3]。"）

半夏一升　　　厚朴三两　　　　　　茯苓四两
生姜五两　　　干苏叶二两[4]

右五味[5]，以水七升，煮取四升[6]，分温四服，日三夜一服。

【校注】

[1]《脉经卷第九·平咽中如有炙脔喜悲热入血室腹满证第六》"炙脔"下有"状"。

[2] 吴本无"半夏厚朴汤"，"方"字属上"主之"后。

[3] 吴本"《千金》作"作"一作"，在下煎服法"日三夜一服"句

下"。徐本"怗怗"作"帖帖"。

[4] 吴本作"半夏壹升，洗；厚朴叁两，炙；茯苓肆两；生姜伍两，切；干苏叶式两"。

[5] 吴本下有"㕮咀"。

[6] 吴本下有"去滓"。

22.6 妇人藏躁[1]，喜悲伤，欲哭，象如神灵所作，数欠伸[2]。甘麦大枣汤[3] 主之。

甘草小麦大枣汤方[4]

甘草三两　　　　小麦乙升　　　　　大枣十枚[5]

右三味[6]，以水六升，煮取三升，温分[7]三服。亦补脾气。

【校注】

[1] 吴本、《脉经卷第九·平咽中如有炙脔喜悲热入血室腹满证第六》"躁"作"燥"。

[2]《脉经卷第九·平咽中如有炙脔喜悲热入血室腹满证第六》无"伸"。

[3] 吴本、《脉经卷第九·平咽中如有炙脔喜悲热入血室腹满证第六》作"甘草小麦大枣汤"。

[4] 吴本无"甘草小麦大枣汤"，"方"字属上"主之"后。

[5] 吴本作"甘草叁两；小麦壹升；大枣拾枚，擘"。

[6] 吴本下有"㕮咀"。

[7] 吴本"温分"作"分温"。

22.7 妇人吐涎沫，医反下之，心下即痞。当先治其吐涎沫，小青龙汤主之[1]。涎沫止，乃治痞，泻心汤主之[2]。

小青龙汤方[3]（见肺痈中[4]）

泻心汤方[5]（见惊悸中[6]）

【校注】

[1] 吴本"小青龙汤主之"作"宜小青龙汤"。

[2] 吴本"泻心汤主之"作"宜泻心汤"。

[3] 吴本无"小青龙汤"，"方"字属上"小青龙汤"后。

[4] 吴本作"方见肺痈中"。

[5] 吴本无"泻心汤"，"方"字属上"泻心汤"后。

[6] 吴本作"方见惊悸中"。

22.8 妇人之病，因虚、积冷[1]、结气，为诸经水断绝。至有历年，血寒，积结胞门。寒伤经络，凝[2]坚在上，呕吐涎唾；久成肺痈，形体损分。在中盘结，绕脐寒疝；或两胁疼痛，与藏相连；或结热中[3]，痛在关元。脉数无疮，肌若鱼鳞。时著男子，非止女身。在下未多，经候不匀；令[4]阴掣痛，少腹恶寒；或引腰脊，下根气街，气冲急痛，膝胫疼烦。奄忽[5]眩冒，状如厥癫[6]。或有[7]忧惨，悲伤多嗔。此皆带下，非有鬼神。久则羸瘦，脉虚多寒。三十六病，千变万端。审脉阴阳、虚实紧弦。行其针药，治危得安。其虽同病，脉各异源。子当辨记，勿谓不然。

【校注】

[1] 吴本"积冷"作"稍入"。

[2] 俞本"凝"作"疑"。

[3] 吴本"中"上有"在"字。

[4] 邓本"匀"下一字漫漶，吴本、俞本、徐本并作"令"，兹据录正。

[5] 吴本"奄忽"上有"或"字。

[6] 俞本"癫"作"颠"。

[7] 或有：同义连用，"有"亦"或"也。

22.9 问曰：妇人年五十所，病下利，数十日不止，暮即[1]发热，少腹里急[2]，腹满，手掌烦[3]热，唇口干燥，何也？〇师曰：此病属带下。何以故？曾经半产，瘀血在少腹[4]不去。何以知之？其证唇口干燥，故知之。当以温经汤主之[5]。

温经汤方[6]

吴茱萸三两	当归	芎藭
芍药各二两	人参	桂枝
阿胶	牡丹去心	生姜
甘草各二两	半夏半升	麦门冬乙升，去心[7]

右十二味[8]，以水一斗，煮取三升[9]，分温三服。〇亦主妇人少腹寒，久不受胎[10]，兼取[11]崩中去血，或月水来过多，及至期[12]不来。

【校注】

[1]《脉经卷第九·平带下绝产无子亡血居经证第四》"即"作"则"。

[2] 吴本、《脉经卷第九·平带下绝产无子亡血居经证第四》"里急"下有"痛"字。

[3]《脉经卷第九·平带下绝产无子亡血居经证第四》无"烦"。

[4]《脉经卷第九·平带下绝产无子亡血居经证第四》"少腹"作"少腹中"。

[5]《脉经卷第九·平带下绝产无子亡血居经证第四》作"当与温经汤"。

[6] 吴本无"温经汤"，"方"字属上"主之"后。

[7] 吴本作"吴茱萸叁两；当归，芎藭，芍药各式两；麦门冬壹

升，去心，人参，桂枝去皮，阿胶，牡丹去心，生姜切，甘草炙，各式两"，无"半夏半升"。俞本、徐本"牡丹"作"牡丹皮"。

[8] 吴本作"右一十二味，㕮咀"。

[9] 吴本下有"去滓"。

[10] 吴本"受胎"作"作躯"。

[11] 取：治。吴本"取"作"主"。

[12] 吴本"至期"作"过期"。

22.10 带下[1]，经水不利，少腹满痛，经一月再见者[2]，土瓜根散主之。

土瓜根散方[3]（阴（癩）[癩]肿亦主之[4]）

土瓜根　　　芍药　　　桂枝

䗪虫各三分[5]

右四味，杵为散，酒服方寸匕，日三服。

【校注】

[1] 吴本、《脉经卷第九·平带下绝产无子亡血居经证第四》"带下"上有"妇人"。

[2]《脉经卷第九·平带下绝产无子亡血居经证第四》无"者"。

[3] 吴本无"土瓜根散"，"方"字属上"主之"后。

[4] 吴本"癩"作"颠"，赵本、徐本作"癩"。作"癩"义长，据改。又，吴本此夹注在下煎服法"日三服"句后。

[5] 吴本作"土瓜根，芍药，桂枝去皮，䗪虫熬，各叁分"。

22.11 寸口脉弦而大，弦则为减，大则为芤；减则为寒，芤则为虚。寒虚[1]相搏，此名曰革[2]，妇人则半产漏下。旋覆花[3]汤主之。

旋覆花汤方[4]

旋覆花三两　　　　　　葱十四茎　　　　　　新绛少许

右三味，以水三升，煮取一升[5]，顿服之。

【校注】

[1] 吴本"寒虚"作"虚寒"。

[2] 吴本"此名曰革"作"脉即名为革"。《脉经卷第九·平郁冒五崩漏下经闭不利腹中诸病证第五》作"脉则为革"。

[3] 吴本"旋覆花"作"旋復花"。下同，不复出校。

[4] 吴本无"旋覆花汤"，"方"字属上"主之"后。

[5] 吴本下有"去滓"。

22.12　妇人陷经，漏下黑不解，胶姜汤主之。(臣亿等校[1]诸本无胶姜汤方[2]，想[3]是前妊娠中胶艾汤[4])

【校注】

[1] 吴本"校"作"按"。

[2] 吴本无"方"。

[3] 吴本"想"作"恐"。

[4] 吴本"汤"下有"也"字。

22.13　妇人少腹满如敦状[1]，小便微难而不渴，生后者[2]，此为水与血俱[3]结在血室也[4]。大黄甘遂汤主之。

大黄甘遂汤方[5]

大黄四两　　　　甘遂二两　　　　　　阿胶二两

右三味[6]，以水三升，煮取一升[7]，顿服之[8]，其血当下。

【校注】

[1] 吴本、《脉经卷第九·平咽中如有炙脔喜悲热入血室腹满证第六》"如敦状"作"如敦敦状"。吴本、赵本"敦"下有夹注："音堆。"

[2] 徐本"生"后有夹注："疑有阙字。"按：生后，谓病作于产后。

[3] 吴本、《脉经卷第九·平咽中如有炙脔喜悲热入血室腹满证第六》"俱"作"并"。

[4]《脉经卷第九·平咽中如有炙脔喜悲热入血室腹满证第六》无"也"。

[5] 吴本无"大黄甘遂汤"，"方"字属上"主之"后。

[6] 吴本下有"哎咀"。

[7] 吴本下有"去滓"。

[8] 吴本无"之"。

22.14 妇人经水不利下[1]，抵党[2]汤主之。

抵党汤方[3]

水蛭三十个，熬　　　　虻虫三十[枚][4]，熬，去翅足

桃仁廿个，去皮尖　　　大黄三两，酒浸[5]

右四味，为末[6]，以水五升，煮取三升，去滓，温服一升[7]。

【校注】

[1] 吴本、《脉经卷第九·平郁冒五崩漏下经闭不利腹中诸病证第五》无"下"字。

[2] 吴本、赵本、徐本、《脉经卷第九·平郁冒五崩漏下经闭不利腹中诸病证第五》"抵党"作"抵当"。抵党、抵当并"至掌"的音转。至掌，水蛭的别名。

[3] 吴本无"抵党汤"，"方"字属上"主之"后。

[4] 吴本"三十"下有"枚"字，据补。

[5] 吴本作"水蛭叁拾枚，熬；虻虫叁拾枚，熬，去翅足；桃人式柒枚，去皮尖，熬；大黄叁两"。

[6] 吴本"为末"作"哎咀"。

[7] 吴本"温服一升"下有"当血下。不下，再服。亦治男子膀胱满急有瘀血者"。俞本、赵本"亦治男子膀胱满急有瘀血者"在上"抵党汤主之"后，作夹注。

22.15 妇人经水闭不利，藏坚癖[1]不止，中有干血，下白物，矾石丸[2]主之。

矾石丸方[3]

矾石三分，烧　　　　　　　杏仁一分[4]

右二味，末之，炼[5]蜜和丸枣核大，内脏[6]中。剧者再内之。

【校注】

[1]《脉经卷第九·平郁冒五崩漏下经闭不利腹中诸病证第五》"癖"作"僻"。

[2]《脉经卷第九·平郁冒五崩漏下经闭不利腹中诸病证第五》"丸"作"圆"。

[3] 吴本无"矾石丸"，"方"字属上"主之"后。

[4] 吴本作"矾石叁分，烧；杏人壹分，去皮尖，熬"。

[5] 吴本"炼"作"鍊"。

[6] 吴本"脏"作"藏"。

22.16 妇人六十二种风[1]，及[2]腹中血气刺痛，红蓝花酒主之[3]。

红蓝花酒方[4]

红蓝花乙两[5]

右一味，以酒一大升，煎减半[6]，顿服一半[7]。未止[8]，再服[9]。

【校注】

[1] 吴本"妇人六十二种风"上有"治"字。

[2] 吴本"及"作"兼主"。

[3] 吴本无"主之"。

[4] 吴本无"红蓝花酒"，"方"字属上"红蓝花酒"后。

[5] 吴本作"红蓝花壹大两"。按，大两之制起于南北朝。《隋书·律历志》记载"开皇以古称三斤为一斤"，"大业中依复古称"。一大两合今制 41.3 克。

[6] 吴本作"煎强半"。

[7] 吴本无"一半"。

[8] 吴本"未止"作"不止"。

[9] 吴本下有夹注："疑非仲景方。"

22.17 妇人腹中诸疾痛，当归芍药散主之。

当归芍药散方（见前妊娠中[1]）

【校注】

[1] 吴本无"当归芍药散方"，"见前妊娠中"作"方见妊娠中"，属上"当归芍药散主之"后。

22.18 妇人腹中痛，小建中汤主之。

小建中汤方（见前虚劳中[1]）

【校注】

[1] 吴本无"小建中汤方","见前虚劳中"作"方见劳中",属上"小建中汤主之"后。

22.19 问曰：妇人病，饮食[1]如故，烦热不得卧，而反倚息者，何也？○师曰：此名[2]转胞，不得溺也。以胞系了戾，故致此病。但利小便则愈，宜肾气丸主之[3]。

肾气丸方
干地黄八两　　　薯蓣[4]四两　　　山茱萸四两
泽泻三两　　　　茯苓三两　　　　牡丹皮三两
桂枝　　　　　　附子炮，各乙两

右八味，末之，炼蜜和丸梧子大，酒下十五丸，加至二十五丸，日再服。

蛇床子散方　温阴中坐药[5]。
蛇床子仁[6]

右一味，末之，以白粉少许，和令相得，如枣大。绵裹内之，自然温[7]。

【校注】

[1] 吴本"饮食"作"食饮"。

[2] 吴本"名"作"病"。

[3] 吴本"宜肾气丸主之"作"宜肾气丸，以中有茯苓故也"，下有夹注："方见脚气中。"无下"肾气丸"方药、煎服法。

[4] 俞本"薯蓣"作"署蓣"。

[5] 吴本作"温阴中坐药，蛇床子散方"。

[6] 吴本作"蛇床子人"。

[7] 吴本"温"下有"矣"字。

22.20 少阴脉 [1] 滑而数者，阴中即 [2] 生疮。阴中 [3] 蚀疮烂者 [4]，狼牙汤洗之。

狼牙汤方 [5]
狼牙三两

右一味 [6]，以水四升，煮取半升，以绵缠箸如茧，浸汤沥阴中，日四遍。

【校注】

[1] 吴本"少阴脉"上有"师曰"。

[2]《脉经卷第九·平阴中寒转胞阴吹阴生疮脱下证第七》"即"作"则"。

[3] 吴本、《脉经卷第九·平阴中寒转胞阴吹阴生疮脱下证第七》"阴中"上有"妇人"。

[4]《脉经卷第九·平阴中寒转胞阴吹阴生疮脱下证第七》无"者"。

[5] 吴本无"狼牙汤"，"方"字属上"洗之"后。

[6] 吴本下有"㕮咀"。

22.21 胃气下泄 [1]，阴 [2] 吹而正喧，此谷气之实也，膏发煎 [3] 导之。

膏发煎方 [4]（见黄疸中 [5]）
小儿疳虫蚀齿方（疑非仲景方 [6]）
雄黄　　　　　葶苈 [7]

右二味，末之，取腊日 [8] 猪脂，镕 [9]，以槐枝绵裹头四五枚点药烙之。

【校注】

[1] 吴本、《脉经卷第九·平阴中寒转胞阴吹阴生疮脱下证第七》"胃气下泄"上有"师曰"。

[2]《脉经卷第九·平阴中寒转胞阴吹阴生疮脱下证第七》无"阴"。

[3]《脉经卷第九·平阴中寒转胞阴吹阴生疮脱下证第七》无"煎"。

[4] 吴本无"膏发煎方"。

[5] 吴本"见黄疸中"属上"膏发煎导之"后。

[6] 吴本"疑非仲景方"在下煎服法"以槐枝绵裹头四五枚点药烙之"句后。

[7] 吴本下作"雄黄、葶苈各少许"。

[8] 吴本"腊日"作"腊月"。

[9] 吴本作"和镕"。

〇杂疗方第二十三 [1]

论一首　证一条　方二十三首 [2]

【校注】

[1] 吴本作"杂疗方第二十"，在"卷中"之末。

[2] 吴本作"证一条，方二十三首，论一首"。俞本"证一条"作"脉证一条"。俞本、徐本"方二十三首"作"方二十二首"。

退[1]五藏虚热四时加减柴胡饮子方

冬三月[2]，(加)[3]柴胡八分	白朮八分
大腹宾郎四枚，并皮子用	陈皮五分
生姜五分	桔梗七分[4]
春三月，加枳实[炙，三分]	减白朮 共六味。
夏三月，加生姜三分	枳实五分
甘草三分 共八味。	秋三月，加陈皮三分 共六味[5]。

右[6]，各哎咀，分为三贴[7]。一贴以水三升，煮取二升[8]，分温三服，如人行四五里[9]，进一服。如四体壅，添甘草少许[10]。每贴[11]分作三小贴，每小贴[12]以水一升，煮取七合[13]，温服；再合滓[14]为一服重煮，都成四服。（疑非仲景方）

【校注】

[1] 吴本“退”作“宣通”。

[2] 吴本“冬三月”作大字正文。下“春三月”“夏三月”“秋三月”同例，不复出校。

[3] 吴本无“加”字，义长，据删。

[4] 吴本下有“以上并用大分”六字。

[5] 吴本作“冬三月：柴胡捌分；白朮捌分；大腹槟榔四枚，并皮子用；陈橘皮伍分；生姜伍分，切；桔梗柒分。以上并用大分。春三月，加枳实炙，叁分；减白朮，共六味。夏三月，加生姜叁分，切；枳实伍分，炙；甘草叁分，炙；共八味。秋三月，加陈橘皮叁分，共六味”。俞本、徐本“宾郎”亦作“槟榔”，赵本作“槟郎”。

[6] 吴本“右”作“右药”。

[7] 贴：读“帖”。俞本“贴”作“帖”。下同，不复出校。

[8] 吴本下有“去滓”。

[9] 吴本“四五里”作“三四里”。

[10] 吴本“甘草少许”作“少许甘草”。

[11] 吴本"每贴"作"每一贴"。

[12] 吴本"每小贴"作"每一小贴"。

[13] 吴本下有"去滓"。

[14] 邓本"合"下一字漫漶，据吴本、赵本、徐本录正。

长服诃梨勒丸方（疑非仲景方[1]）

诃梨勒煨　　　　陈皮　　　　　厚朴各三两[2]

右三味，末之，炼蜜丸如梧子大[3]，酒饮服二十丸，加至三十丸[4]。

【校注】

[1] 吴本"疑非仲景方"在下煎服法后。

[2] 吴本作"诃梨勒煨，去核；陈橘皮；厚朴去皮；各叁两"。

[3] 吴本作"鍊蜜丸如梧桐子大"。

[4] 吴本下有"日一二"。

三物备急丸方[1]（见《千金》[2]。司空裴秀为散，亦可用[3]。先和成汁，乃倾口中，令从齿间得入。至良[4]验[5]。）

大黄乙两　　　　　干姜乙两

巴豆乙两，去皮心，熬，外研如脂[6]

右药各须精新。先捣大黄、干姜为末，研巴豆内[7]中，合（治）[冶]一千杵，用为散；蜜和丸[8]亦佳[9]。密器中贮之，莫令歇[10]。○主心腹诸卒暴百病。若中恶客忤[11]，心腹胀满，卒痛如锥[12]刺，气急口噤[13]，停尸卒死者，以（缓）[暖][14]水若酒服大豆许三四丸。或[15]不下，捧头起，灌令下咽，须臾当[16]差。如未差，更与三丸，当腹中鸣，即吐下，便差。若口噤，亦须折齿灌之[17][18]。

【校注】

[1] 吴本下有"已下并附方"夹注。

[2] 吴本下有"云"字。

[3] 吴本作"为散用亦可"。《千金要方卷第十二·万病丸散第七》作"为散，用治心腹诸卒暴百病"。

[4] 吴本"良"误作"食"。

[5] 吴本此夹注在下煎服法"亦须折齿灌之"句后。

[6] 吴本作"大黄、干姜、巴豆各壹两，去皮心，熬，别研如脂"。

[7] 内：纳。

[8] 吴本"蜜和丸"作"蜜和为丸"。

[9] 俞本"佳"误作"加"。

[10] 歇：（气味）散发、消散。《千金要方卷第十二·万病丸散第七》作"歇气。"

[11]《肘后方》："客忤者，中恶之类也。多于道间、门外得之，令人心腹绞痛，胀满，气冲心胸。不即治，亦杀人。"

[12] 吴本"锥"作"锥刀"。

[13] 俞本、赵本"噤"作"禁"。

[14] 吴本"缓"作"暖"，徐本作"煗"。兹据吴本校改。

[15] 或：若。

[16] 吴本无"当"。

[17]《千金要方卷第十二·万病丸散第七》自"三物备急丸"至"亦须折齿灌之"作："张仲景三物备急丸，司空裴秀为散，用治心腹诸卒暴百病方：大黄、干姜、巴豆各等分。右皆须精新，多少随意，先捣大黄、干姜，下筛为散，别研巴豆如脂，内散中，合捣千杵，即尔用之。为散亦好。下蜜为丸，密器贮之，莫令歇气。若中恶客忤，心腹胀满刺痛，口噤气急，停尸卒死者，以暖水若酒服大豆许三枚，老小量之，扶头起，令得下喉，须臾未醒，更与三枚，腹中鸣转，得吐利，便愈。若口已噤，可先和成汁倾口中，令从齿间得入，至良。"

[18] 吴本下有："备急散，治人卒上气，呼吸气不得下，喘逆，服半匕；差后，已为常用（出《古今录验》，并时后宫秦用。方见上）。""秦"盖"奉"之误。

治[1]伤寒令愈不复，紫石寒食散方[2]（见《千金翼》[3]）

紫石英	白石英	赤石脂
钟乳碓炼	括蒌根	防丰
桔梗	文蛤	鬼臼各十分
太一馀粮十分，烧	干姜	附子炮，去皮
桂枝去皮，各四分[4]		

右十三[5]味，杵为散，酒服方寸匕。

【校注】

[1] 邓本"伤寒"上一字残泐，据吴本、俞本、赵本、徐本录正。

[2] 吴本作"紫石寒食散方，治伤寒令已愈不复"。

[3] 吴本"见《千金翼》"在下煎服法"酒服方寸匕"后。

[4] 吴本作"紫石英，白石英，赤石脂，钟乳碓錬，栝楼根，防风，桔梗，文蛤，鬼臼各拾分；太一馀粮拾分，烧；干姜；附子炮，去皮；桂枝去皮；各四分"。

[5] 俞本"十三"作"一十三"。

○救卒死方

薤捣汁，灌鼻中[1]。

○又方：雄鸡冠割取血[2]，管吹内鼻中。

猪脂如鸡子大[3]，苦酒一升，煮沸，灌喉中。

鸡肝及血涂面上，以灰围四旁，立起[4]。

大豆二七粒，以鸡子白并酒和，尽以吞之[5]。

【校注】

[1] 吴本作"捣薤汁，以灌鼻中"。

[2] 吴本"雄鸡冠割取血"作"割雄鸡冠血"。

[3] 吴本"猪脂如鸡子大"上有"又方"。

[4] 吴本作"又方，以鸡肝及血涂面上，灰围四边，立起"。

[5] 吴本作"又方，大豆二七枚，以鸡子白并酒和，尽以吞之"。

救卒死而壮热者方

矾石半斤，以[1]水一[2]斗半煮消，以渍脚，令没踝。

【校注】

[1] 吴本无"以"。

[2] 俞本"一"作"壹"。

救卒死而目闭者方

骑牛临面，捣薤汁灌耳中，吹皂荚末鼻中，立效。

救卒死而张口反折者方

灸手足两爪后十四壮了，饮以五毒诸膏散（有巴豆者[1]）。

【校注】

[1] 吴本作大字正文，属"饮以五毒诸膏散"后。

救卒死而四肢不收失便者方

马屎一升，水三斗，煮取二斗，以洗之。又取牛洞（稀粪也）一升，温酒灌口中，灸心下一寸、脐上三寸、脐下四寸各一百壮，差。

救 [1] 小儿卒死而吐利不知是何病方

狗屎 [2] 一丸，绞取汁，以灌之。无湿者，水煮干者取汁。

【校注】

[1] 邓本"小儿"上一字漫漶，据吴本、俞本、赵本、徐本录正。

[2] 吴本"狗屎"作"马屎"。

尸蹷 [1]，脉动而无气，气闭不通，故静而死也。治 [2] 方（脉证见上卷 [3]）：

菖蒲屑 [4] 内鼻两孔中，吹之（今人）[令入] [5]，以桂屑著舌下 [6]。

又方：剔 [7] 取左角发方寸，烧末，酒和，灌令入喉，立起。

【校注】

[1] 邓本"脉动"上二字残泐，据吴本、俞本、赵本、徐本录正。

[2] 吴本无"治"。

[3] 吴本无"脉证见上卷"。

[4] 吴本作"以昌蒲屑"。

[5] 吴本"今人"作"令入"，义长，据改。

[6] 吴本下有夹注："脉证在上卷第一篇中。"

[7] 俞本无"剔"。

救卒死、客忤死，还魂汤主之方 [1]（《千金方》云：主卒忤鬼击、飞尸、诸奄忽气绝无复觉。或已无脉 [2]，口禁拗 [3] 不开，去齿下汤。汤下口，[活] [4]；不下者，分病人发，左右捉搻肩引之 [5]。药下，复增 [6]，取一升 [7]，须臾立苏 [8]）：

麻黄三两，去节。一 [9] 方四两　　　　　杏仁去皮尖，七十个
甘草乙两，炙 [10] ○《千金》用桂心二两 [11]。

右三味^[12]，以水八升，煮取三升，去滓，分令咽之。通治诸感忤^[13]。

又方：

韭根一把　　　　乌梅二七个　　　　吴茱萸半升，炒^[14]

右三味，以水一斗煮之，以病人栉内中，三沸。栉浮者生，沈者死。煮取三升，去滓，分饮之。

【校注】

[1] 吴本作"救卒客忤死方"。

[2] 吴本"或已无脉"作"或已死"。

[3] 吴本、赵本"禁"作"噤"。徐本"禁拗"作"禁拘"。

[4] 吴本作"汤入口，活"，义长，据补。

[5] 左右捉搦肩引之：捉，抓住；搦lā，拉。捉搦肩引之，将肩抓住向后牵引。吴本"捉"作"提"。

[6] 俞本"增"作"者"。

[7] 吴本作"取尽一升"。

[8] 吴本下有"名还魂汤"。

[9] 邓本"方"上一字阙，据吴本、俞本、赵本、徐本录正。

[10] 吴本作"麻黄叁两，去节（一方肆两）；杏人去皮尖，柒拾枚；甘草壹两，炙"。

[11] 吴本作"《千金》用桂心式两"，在下煎服法"通治诸感忤"后。

[12] 吴本下有"㕮咀"。

[13] 吴本下有"又方"一条："又方：桂枝壹两，去皮；生姜叁两，切；栀子拾肆枚，擘；豉半升，绵裹。右四味，㕮咀，以酒三升，微煮之，味出，去滓，分服，取差。"

[14] 吴本作"韭根壹把，乌梅式柒枚，吴茱萸半升，炒"。赵本"乌梅二七个"作"乌梅二十个"。

救自缢死：旦至暮，虽已冷，必可治；暮至旦，小难也，恐此当言阴[1]气盛故也。然夏时夜短于昼，又热，犹应可治。又云：心下若微温者，一日以上，犹可治之。方：

徐徐抱解，不得截绳，上下安被卧之。一人以脚踏其两肩，手少挽其发，常弦弦，勿纵之；一人以手按据胸上，数动之；一人摩捋臂胫，屈伸之。若已僵，但渐渐强屈之，并按其腹。如此一炊顷，气从口出，呼吸眼开，而犹引按莫置，亦勿苦劳之。须臾，可少桂汤及粥清含与之，令濡喉，渐渐能咽，（及）[乃][2]稍止[3]。若向令两人以管吹其两耳，采[4]好。此法最善，无不活也[5]。

【校注】

[1] 俞本、徐本"阴"作"恣"。

[2]《外台秘要方卷第二十八·自缢死方一十五首》"及"作"乃"，义长，据改。

[3] 吴本"稍止"下有"耳擘"。

[4] 采 mí：用同"弥"，更加。吴本作"弥"。《外台秘要方卷第二十八·自缢死方一十五首》亦作"弥"。

[5]《外台秘要方卷第二十八·自缢死方一十五首》有与此节相关的内容，作："仲景云：自缢死，旦至暮，虽已冷，必可疗；暮至旦，小难也，恐此当言阴气盛故也。然夏时夜短于昼，又热，犹应可疗。又云：心下若微温者，一日以上犹可活。皆徐徐抱解，不得截绳，上下安被卧之，一人以脚踏其两肩，手小挽其发，常弦弦，勿纵之；一人以手按据胸上，微重之；一人摩捋臂胫，屈伸之，若已僵，但渐渐强屈之，并按其腹。如此一炊顷，气从口出，呼吸，眼开，而犹引按莫置，亦勿苦劳之，须令可，少桂心汤及粥清含与之，裁令濡喉，渐渐能咽，乃稍止耳。向时兼令两人各以管吹其两耳，弥好。此最善，无不活者，并皆疗之。《肘后》、《备急》、《文仲》、《古今录验》同。"

凡中暍死，不可使得冷，得冷便死。疗之方：

屈草[1]带绕暍人脐，使三两人[更][2]溺其中，令温。亦可用热尼[3]和屈草亦可[4]，扣瓦椀底按及车（缸）[釭][5]以著暍人[脐上][6]，取令溺（须）[不][7]得流去。此谓道路穷，卒无汤，当令[8]溺其中。欲使多人溺，取令温若汤，便[9]可与之。不可[10]泥及车（缸）[釭]，恐此物冷。暍既在夏月，得热泥土、暖车（缸）[釭]，亦可用也。

【校注】

[1] 吴本"草"作"革"。

[2] 吴本"三两人"下有"更"，义长，据补。

[3] 吴本"尼"作"泥土"，俞本、赵本、徐本作"泥"。

[4] 吴本无"和"，"屈草"属下"亦可"读。

[5] 吴本、赵本"缸"并作"釭"，据改。下同。

[6] 吴本"以著暍人"下有"脐上"，义长，据补。

[7] 吴迁本"须"作"不"，义长，据改。

[8] 吴本"令"下有"人"。

[9] 俞本"便"作"使"。

[10] 吴本"可"作"用"。

救[1]溺死方
取灶中灰两石[2]馀以埋人，从头至足，水出七孔，即活。

右[3]疗自缢、溺、暍之法，并出自张仲景为之，其意[4]殊绝，殆非常情所及、本草所能关，实捄[5]人之大术矣。伤寒家数有暍病，非此遇热之暍。（见《外台》,《肘后》（目）[同][6]）

【校注】

[1] 吴本无"救"。

[2] 吴本"两石"作"石"。

[3] 吴本"右"作"凡"。

[4] 吴本"意"下有"理"字。

[5] 吴本、赵本、徐本"捄"作"救"。

[6] 吴本"目"作"同"。义长,据改。

治[1] 马坠及一切筋骨损方（见《肘后方》[2]）

大黄乙两,切,浸,汤成下　　　　　绯帛如手大,烧灰

乱发如鸡子大,烧灰用　　　　　　久用炊单布乙尺,烧灰

败蒲一握,三寸　　　　　　　　　桃仁四十九个,去皮尖,（契）[熬][3]

甘草如中指节 炙,剉[4]

右七味,以童子小便,量多少,煎汤成,内酒一大盏;次下大黄。去滓,分温三服。先剉败蒲席半领煎汤浴,衣被覆复[5],斯须[6]通利数行,痛楚立差。利及浴水赤,勿怪,则[7]瘀血也。

【校注】

[1] 吴本无"治"。

[2] 吴本"见《肘后方》"在下煎服法"则瘀血也"后。

[3] 吴本、俞本、赵本、徐本"契"作"熬",义长,据改。

[4] 吴本作"大黄壹两,切,浸,汤成下;绯帛如手大,烧灰;久用炊单布用壹尺,烧灰;乱发如鸡子大,烧灰;桃人肆拾玖枚,去皮尖,熬;败蒲壹握,长叁寸;甘草如中指节,炙,剉"。

[5] 吴本"覆复"作"密覆",俞本、赵本、徐本作"盖覆"。

[6] 吴本"斯须"上有"服"字。

[7] 吴本、俞本、赵本"则"作"即"。

○禽兽鱼虫 [1]禁忌并治第二十四

论辨 [2]二首　合九十法　方二十二首 [3]

【校注】

[1] 吴本"鱼虫"作"虫鱼"。

[2] 赵本、徐本"辨"作"辩"。

[3] 俞本作"方二十一首"，徐本作"方二十首"。

凡饮食滋味，以养于生，食之有妨，反能为害。自非服药炼 [1]液，焉能不饮食乎？（切）[窃] [2]见时人不闲调摄，疾疢竞起，（若）[莫] [3]不因食而生。苟全其生，须知切忌者矣。所食之味，有与病相宜，有与身为害。若得宜则益体，害则成疾 [4]，以此致危，例皆难疗 [5]。凡煮药饮汁以解毒者，虽云救急，不可热饮，诸毒病得热更甚，宜冷饮之。

【校注】

[1] 吴本"炼"作"鍊"。

[2] 吴本"切"作"窃"，义长，据改。

[3] 吴本、徐本"若"作"莫"，义长，据改。

[4] 吴本"疾"作"灾"。

[5] 吴本"难疗"下有"也"字。

○肝病禁辛，心病禁咸，脾病禁酸，肺病禁苦，肾病禁甘。春不食肝，夏不食心，秋不食肺，冬不食肾，四季不食脾。辨 [1]曰：春不 [2]食肝者，为肝气王 [3]，脾气败，若食肝，则 [4]又补肝，脾气败 [5]

尤甚，不可救；又肝王之时，不可 [6] 以死气入肝，恐伤魂也。若非 [7] 王时，即 [8] 虚，以肝补之佳。余藏准 [9] 此。

【校注】

[1] 俞本、赵本、徐本"辨"作"辩"。

[2] 吴本"不"作"不可"。

[3] 邓本"脾气败"上二字残损，俞本、赵本、徐本作"气王"，吴本作"气盛王"，兹据俞本、赵本、徐本录正。

[4] 吴本无"则"。

[5] 俞本"败"作"反"。

[6] 邓本"以死"上三字残损，吴本、俞本、赵本、徐本作"时不可"，兹据录正。

[7] 吴本"非"作"不是"。

[8] 吴本"即"作"有"。

[9] 邓本"此"上二字残损，吴本、俞本、赵本、徐本作"藏准"，兹据录正。

凡 [1] 肝脏 [2]，自不可轻啖，自死者弥甚。

【校注】

[1] 邓本"肝脏"上一字漫漶，吴本、俞本、赵本、徐本作"凡"，兹据录正。

[2] 吴本"脏"作"藏"。

○凡 [1] 心，皆为神识所舍，勿 [2] 食之，使人来生复其报对 [3] 矣。

【校注】

[1] 吴本作"诸"。

[2] 俞本 "勿" 误作 "切"。

[3] 吴本 "报对" 作 "对报"。

○凡肉及肝，落地不著尘土者，不可食之。

○猪肉落水浮者 [1]，不可食 [2]。

【校注】

[1] 吴本 "猪肉落水浮者" 作 "诸肉自动者"。

[2] 吴本 "不可食" 作 "不可食之"。

○诸肉及鱼，若狗不食 [1]、鸟不啄者，不可食 [2]。

【校注】

[1] 吴本 "若狗不食" 作 "狗不喫"。

[2] 吴本 "不可食" 作 "不可食之"。

○诸 [1] 肉不干，火炙不动，见水自动者，不可食之。

【校注】

[1] 吴本 "诸" 作 "暴"。

○肉中有如朱 [1] 点者，不可食之。

【校注】

[1] 吴本 "朱" 作 "米"。

○六畜肉，热血不断者，不可食之。

○父母及身本命肉，食之令人神魂不安。

○食肥肉及热羹，不得饮冷水。

○诸五藏及鱼，投地尘土不污者，不可食之。

○秽饭馁肉臭鱼，食之皆伤人。

○自死肉，口闭者[1]，不可食之。

【校注】

[1] 吴本无"者"。

○六畜自死，皆疫死，则有毒，不可食之。

○兽自死，北首及伏地者，食之杀人。

○食生肉，饱饮乳，变成白虫（一作血蛊[1]）。

【校注】

[1] 吴本作"白虫，一作血蛊"，下有"丙午日、壬子日，勿食诸五藏"条。

○疫死牛肉，食之令病洞下，亦致坚积，宜利药下之。

○脯（脏）[藏][1]（朱）[米][2]甕[3]中，有毒，及经夏食之，发肾病。

【校注】

[1] 吴本、赵本、徐本"脏"并作"藏"，义长，据改。

[2] 吴本、俞本、赵本、徐本"朱"作"米"，据改。

[3] 吴本"甕"作"瓷"。

治[1]自死六畜肉中毒方

黄蘗屑，捣[2]，服方寸匕。

【校注】

[1] 吴本"治"下有"食"字。

[2] 吴本作"捣黄蘖屑"。

治[1]食郁肉漏脯中毒方（郁肉，密器盖之，隔宿者是也。漏脯，茅屋漏下沾著者是也[2]。）

烧犬屎，酒服方寸匕。每服[3]人乳汁，亦良。○饮生韭汁三升，亦得。

【校注】

[1] 吴本无"治"。

[2] 吴本此夹注在下条"亦得"句后。

[3] 吴本"每服"作"多饮"。

治[1]黍米中藏干脯食之中毒方

大豆浓煮汁，饮数升，即解。亦治狸[2]肉漏脯等毒。

【校注】

[1] 吴本无"治"。

[2] 吴本"狸"作"狸"。

治[1]食生肉中毒方

掘地深三尺，取其下土三升，以水五升，煮数沸[2]，澄清汁，饮一升，即愈[3]。

【校注】

[1] 吴本无"治"。

[2] 吴本"数沸"作"五六沸"。

- 241 -

[3]《千金要方卷二十四·解百药毒第二》："诸菌毒：掘地作坑，以水沃中，搅之令浊，澄清饮之，名地浆。"

治 [食] 六畜[1]鸟兽肝中毒方

水浸豆豉[2]，绞取汁，服数升，愈。

马脚无[3]夜眼[4]者，不可食之。

【校注】
[1] 吴本无"治"，"六畜"上有"食"字，据补。
[2] 吴本"豆豉"作"豉"。
[3] 邓本"夜眼"上三字残损，据吴本、俞本、赵本、徐本录正。
[4] 夜眼：在足膝上。马有此能夜行，故名。

○食酸[1]马肉，不饮酒，则杀人。

【校注】
[1] 吴本"酸"作"骏"。

○马肉不可热[1]食[2]，伤人心。

【校注】
[1] 邓本"食"上三字残损，据吴本、俞本、赵本、徐本录正。
[2] 吴本"食"作"喫"。

○马鞍下肉，食之杀人。
○白马黑头者，不可食之[1]。

【校注】

[1] 邓本"不可"下二字残损，据吴本、俞本、赵本、徐本录正。

〇白马青蹄者，不可食之[1]。

【校注】

[1] 吴本下有"白马黑蹄者，不可食之"一条。

〇马肉、狖肉共食，饱、醉卧，大忌。
〇驴、马肉合猪肉食之，成霍乱。
〇马肝[1]及毛[2]，不可妄[3]食，中毒[4]害人。

【校注】

[1] 吴本"肝"作"汗"。
[2] 俞本"毛"作"尾"。
[3] 吴本"妄"作"人"。按，"人"盖"入"之误。
[4] 吴本无"毒"。

治马肝毒中人未死方[1]
雄鼠屎二七粒[2]，末之[3]，水和服[4]，日再服。（屎尖者是[5]）
又方：人垢，取方寸匕[6]服之，佳。

【校注】

[1] 吴本作"马肝有毒食之杀人未死者方"。
[2] 吴本作"雄鼠屎叁七枚，尖者是"。
[3] 吴本"末之"上有"右一味"。俞本"末"误作"求"。
[4] 吴本作"水和服之"。
[5] 吴本"屎尖者是"作"尖者是"，在上"雄鼠屎叁七枚"后。

[6] 吴本"人垢，取方寸匕"作"取人垢一方寸匕"。

治[1]食马肉中毒欲死方

香豉二两　　　　杏仁三两[2]

右二味，蒸一食顷，熟杵之服，日再服[3]。

又方：煮芦根汁，饮之，良。

【校注】

[1] 吴本无"治"。

[2] 吴本作"香豉叁两；杏人弍两，去皮尖"。

[3] 吴本"日再服"作"日再，令尽"。

疫[1]死牛，或目赤，或黄，食之大忌。

【校注】

[1] 邓本"死牛"上一字漫漶，据吴本、俞本、赵本、徐本录正。

○牛肉共猪肉食之，必作寸白虫。

○青牛肠不可合犬肉食之。

○牛肺，从三月至五月，其中有虫如马尾，割去[1]，勿食，食则[2]损人。

【校注】

[1] 吴本"割去"下有"之"。

[2] 吴本无"食则"。

○牛羊猪肉，皆不得以楮木、桑木蒸炙，食之令人腹内生虫。

○啖蛇、牛肉，杀人。何以知之？啖蛇者，毛发向后顺者是也。

治噉蛇牛肉食之欲死方[1]

饮人乳汁一升，立愈。

又方：以泔洗头，饮一升，愈。

牛肚细切[2]，以水一斗，煮取一升，暖饮之，大汗出者，愈。

【校注】

[1] 吴本无"治噉蛇牛肉"，"食之欲死方"属上"毛发向后顺者是也"句后。

[2] 吴本作"牛肚细切"上有"又方"。

治[1]食牛肉中毒方

甘草煮汁，饮之，即解。

羊肉，其[2]有宿热者，不可食之。

【校注】

[1] 吴本无"治"。

[2] 邓本"宿热"上三字残损，据吴本、俞本、赵本、徐本录正。

〇羊肉，不可共生鱼、酪食之，害人。

〇羊蹄[1]甲中有珠子白者，名羊悬筋，食之令人癫。

【校注】

[1] 邓本"甲中"上二字残损，据吴本、俞本、赵本、徐本录正。

〇白羊黑头，食[1]其脑，作肠痈。

【校注】

[1] 邓本"其脑"上一字漫漶，据吴本、俞本、赵本、徐本录正。

○羊肝共生椒食之，破人五藏。

○猪肉共羊肝和食之，令人心闷。

○猪肉以[1]生葫荽[2]同食，烂人脐。

【校注】

[1] 吴本"以"作"与"。

[2] 吴本、俞本"葫荽"作"胡荽"。

○猪脂，不可合梅子食之。

○猪肉，和葵食之，少气。

○鹿（人）[肉][1]，不可和蒲白[2]作羹，食之，发恶疮。

【校注】

[1] 吴本、徐本"人"作"肉"，据改。

[2] 蒲白：茭笋，又称茭白。

○麋脂及梅、李子，若妊妇[1]食之，令子青（肓）[盲][2]，男子伤精。

【校注】

[1] 吴本"妊妇"作"姙娠妇人"。

[2] 吴本、赵本、徐本"肓"作"盲"，义长，据改。

○麋肉，不可合虾[1]及生菜、梅李果食之，皆病人。

【校注】

[1] 俞本"虾"误作"煆"。

○痼疾人，不可食熊肉，令终身不愈。

○白犬，自死不出舌者，食之害人。

○食狗鼠馀，令人发瘘疮。

治[1]食犬肉不消，心下坚，或腹胀、口干大渴、心急、发热、妄语如狂，或洞下方

杏仁乙升，合皮熟研用[2]

以沸汤三升和[3]，取汁[4]，分三服。利下肉片，大验。

【校注】

[1] 吴本无"治"。

[2] 吴本作"杏人壹升，合皮熟研"。

[3] 吴本、赵本"以沸汤三升和"上有"右一味"，俞本上有"右"。

[4] 吴本"取汁"作"绞取汁"。

妇人妊娠，不可食兔肉、山羊肉，及[1]鳖、鸡、鸭，令子无声音[2]。

【校注】

[1] 吴本作"又不得食"。

[2] 吴本"声音"作"音声"。

○兔肉，不可合白鸡肉食之，令人面发黄。

○兔肉，著干姜食之，成霍乱。

○凡鸟，自死、口不闭、翅不合者，不可食之。

○诸禽（肉）[畜][1]肝青者，食之，杀人。

【校注】

[1] 吴本"禽肉"作"禽畜"，义长，据改。

○鸡，有六翮四距者，不可食之。

○乌鸡，白首者，不可食之。

○鸡，不可共葫蒜[1]食之，滞气。（一云鸡子）

【校注】

[1] 吴本"葫蒜"作"胡蒜"。

○山鸡，不可合鸟兽肉食之。

○雉肉，久食之，令人瘦。

○鸭卵，不可合鳖肉食之。

○妇人妊[1]娠，食雀肉，令子淫乱无耻。

【校注】

[1] 吴本"妊"作"姙"。

○雀肉，不可合李子食之。

○燕肉勿食[1]，入水，为蛟龙所噉。

【校注】

[1] 吴本作"勿食燕肉"。

鸟兽有中毒箭死者，其肉有毒，解之方

大豆煮汁及盐汁[1]，服之，解。

【校注】

[1] 吴本作"煮大豆及蓝汁"。

○鱼[1]头，正白如连珠至脊上，食之杀人。

【校注】

[1] 邓本"头"上一字残损，据吴本、俞本、赵本、徐本录正。

○鱼头，中无腮者，不可食之，杀人[1]。

【校注】

[1] 邓本"不可食"下三字残损，《中华再造善本丛书》影印北京大学藏邓珍本误将后页的"蜀椒"叠印于此。吴本、赵本、徐本作"之杀人"，兹据录正。

○鱼，无肠胆者，不可食之，三年阴不起，女子绝生。
○鱼，头似有角者[1]，不可食之。

【校注】

[1] 邓本"不可食之"上五字残损，《中华再造善本丛书》影印北京大学藏邓珍本误将后页的"体痹冷"叠印于此。吴本、赵本、徐本作"头似有角者"，兹据录正。

○鱼，目合者，不可食之。
六甲日勿食鳞甲之物[1]。
○鱼，不可[2]合鸡肉食之。

【校注】

[1] 邓本此处有四字残损，《中华再造善本丛书》影印北京大学藏邓珍本误将后页的"肉桂"之"肉"叠印于此。俞本、赵本、徐本作"鳞甲之物"，兹据录正。吴本作"鳞甲之肉"。

[2] 吴本"不可"作"不得"。

○鱼，不得合鸬鹚肉食之。

○鲤鱼鲊[1]，不可[2]合小豆藿食之，其子不可[3]合猪肝食之，害人。

【校注】

[1] 鲤鱼鲊 zhǎ：腌制的鲤鱼。

[2] 邓本"合小豆藿食之"上五字残损，《中华再造善本丛书》影印北京大学藏邓珍本误将前页的"蹄甲中"叠印于此。俞本、赵本、徐本作"鲤鱼鲊不可"，兹据录正。

[3] 吴本无"不可"。

○鲤鱼，不可合犬[1]肉食之。

【校注】

[1] 邓本"肉食之"上六字残损，《中华再造善本丛书》影印北京大学藏邓珍本误将前页的"食其脑作肠"叠印于此。俞本、赵本、徐本作"鲤鱼不可合犬"，兹据录正。

○鲫鱼，不可合猴、雉肉食之。（一云不可合猪肝食[1]）

【校注】

[1] 吴本无"食"。

○鳀鱼[1]，合鹿肉生食，令人筋甲缩。

【校注】

[1] 鳀：音 tí。

○青鱼鲊，不可合生葫荽[1]及生葵并麦中食之。

【校注】

[1] 邓本"及生葵"上一字残损，《中华再造善本丛书》影印北京大学藏邓珍本误将前页的"合"字叠印于此。俞本、赵本、徐本作"荽"，兹据录正。吴本"葫荽"作"胡荽"。

○鳝[1]、鳝[2]，不可合白犬血食之。

【校注】

[1] 鳝：鳅。
[2] 吴本"鳝"作从"鱼"，"单"声。

○龟肉，不可合酒、果子食之。
○鳖，目凹陷者及厌[1]下有王字形者，不可食之。○其肉不得合鸡、鸭子食之。

【校注】

[1] 厌：读若"靥"yǎn，腹甲。

○龟鳖肉，不可合苋菜食之。
○鰕[1]，无须及腹下通黑煮之反白者，不可食之。

【校注】

[1] 鰕："虾"的换义符俗字，吴本作"虾"。

○食脍，饮[1]乳酪，令人腹中生虫为瘕。

【校注】

[1] 吴本"饮"作"喫"。

鲙，食之，在心胸[1]间不化，吐复不出，速下除之，久成癥病。治之[2]方

橘皮乙两　　　　大黄二两　　　　朴消二两[3]
右三味[4]，以水一大升，煮至小升[5]，顿服，即消。

【校注】

[1] 吴本"心胸"作"胸中"。
[2] 吴本无"治之"。
[3] 吴本作"橘皮壹两，朴消壹两，大黄弍两"。
[4] 吴本下有"切"。
[5] 吴本下有"去滓"。

食鲙多，不消，结为癥病。治之方

马鞭草
右一味[1]，捣汁饮之。○或以姜叶汁饮之[2]一升，亦消。○又可服吐药吐之。

【校注】

[1] 吴本无"右一味"。

[2] 吴本无"之"。

食鱼后[1]，食、毒两种烦乱。治之方

橘皮，浓煎汁[2]，服之即解。

【校注】

[1] 吴本"后"作"及"。

[2] 俞本"浓煎汁"上有"右"。

食鯸鲐鱼[1]中毒方

芦根，煮汁，服之即解。

【校注】

[1] 鯸鲐鱼：河豚。

蟹目[1]相向，足班[2]目赤者，不可食之。

【校注】

[1] 邓本"相向"上二字残损，吴本、赵本、徐本作"蟹目"，兹据录正。

[2] 吴本"班"作"斑"。

食蟹[1]中毒治之方

紫^[2]苏，浓煮汁^[3]，饮之三升。

○紫苏子捣汁饮之，亦良。

又方^[4]

冬^[5]瓜汁，饮二升^[6]。食冬瓜亦可^[7]。

【校注】

[1] 邓本"中毒治之方"上二字残损，《中华再造善本丛书》影印北京大学藏邓珍本误将后页的"蜀椒"叠印于此。吴本、俞本、赵本、徐本作"食蟹"，兹据录正。又，吴本"蟹"作左右结构。下或同，不复出校。

[2] 邓本"苏"上残损，《中华再造善本丛书》影印北京大学藏邓珍本误将后页的"体痹冷"叠印于此。吴本、俞本、赵本、徐本作"紫"，兹据录正。

[3] 邓本"饮之三升"上残损，《中华再造善本丛书》影印北京大学藏邓珍本误将后页的"肉桂"之"肉"叠印于此。吴本作"浓煮汁"，俞本"右煮汁"。兹据吴本录正。

[4] 邓本此行上部残损，《中华再造善本丛书》影印北京大学藏邓珍本误将前页的"蹄甲中"叠印于此。吴本、俞本、赵本、徐本作"又方"，兹据录正。

[5] 邓本"瓜汁"上一字残损，《中华再造善本丛书》影印北京大学藏邓珍本误将前页的"食其脑作肠"叠印于此。俞本、赵本、徐本作"冬"，兹据录正。

[6] 吴本"冬瓜汁，饮二升"作"饮冬瓜汁二升"。

[7] 吴本"食冬瓜亦可"作"亦可食冬瓜"。

凡蟹未遇^[1]霜，多毒。其熟者，乃可食之。

【校注】

[1] 邓本"霜"上四字残损，《中华再造善本丛书》影印北京大学藏邓珍本误将前页的"和食之"叠印于此。俞本、赵本、徐本作"凡蟹未遇"，兹据录正。

○蜘蛛落食中，有毒，勿食之[1]。

【校注】

[1] 邓本"凡"上二字残损，《中华再造善本丛书》影印北京大学藏邓珍本误将前页的"合"叠印于此。吴本、俞本、赵本、徐本作"之"，兹据录正。

○凡[1]蜂、蝇、虫、蚁等多集食上，食[2]之致瘘。

【校注】

[1] 邓本"蜂蝇"上二字残损，《中华再造善本丛书》影印北京大学藏邓珍本误将前页的"合"叠印于此。吴本、俞本、赵本、徐本作"凡"，兹据录正。

[2] 吴本"食"作"喫"。

○菓[1]实菜谷禁忌并治第二十五[2]

【校注】

[1] 吴本、赵本"菓"作"果"。

[2] 吴本下有"合八十法，方一十首"。

果子生食，生疮。

○果子落地经宿，虫蚁食之者，人大忌食之[1]。

【校注】

[1] 吴本"虫蚁食之者，人大忌食之"作"虫蚁食著，人喫大忌"。

○生（米）[果][1]停留多日，有损处，食之伤人。

【校注】

[1] 吴本"米"作"果"，义长，据改。

○桃子[1]，多食令人热，仍不得入水浴，令人病淋沥寒热病。

【校注】

[1] 吴本"桃子"作"桃"。

○杏酪不熟，伤人。

○梅，多食坏人齿。

○李[1]，不可多食，令人胪胀。

【校注】

[1] 吴本"李"作"柰"。

○林檎，不可多食，令人百脉弱。

○橘、柚，多食令人口爽，不知五味。

○梨，不可多食，令人寒中。金疮、产妇亦不宜食。

○樱桃、杏，多食伤筋骨。

○安石榴，不可多食，损人肺。

○胡桃，不可多食，令人动痰饮。

○生枣，多食令人热渴气胀。寒热羸瘦者，弥不可食，伤人。

食诸果中毒治之方

猪骨烧过[1]

右一味[2]，末之，水服方寸匕。○亦治马肝[3]漏脯等毒。

【校注】

[1] 吴本"烧过"作大字正文。俞本无"烧过"，赵本作"烧灰"。

[2] 吴本无"右一味"。

[3] 吴本"肝"作"汗"。

木耳，赤色及仰生者，勿食。

○菌，仰卷及赤色者，不可食。

食诸菌中[1]毒闷乱欲死治之[2]方

人粪汁，饮一升。土浆，饮一二升。

大豆浓煮汁饮之。服诸吐利药。并解[3]。

【校注】

[1] 吴本"中"作"遇"。

[2] 吴本无"治之"。

[3] 吴本以上两条合书，作"人粪汁一升，饮之即活。服诸吐利药亦佳，服土浆一二升亦可。浓煮大豆汁饮之，并解"。

食枫柱[1]菌而哭[2]不止，治之以前方[3]。

【校注】

[1] 吴本"柱"作"树"。

[2] 吴本"哭"作"笑"。

[3] 吴本作"亦以前方治之"。

误食野芋烦毒欲死治之方（以前方）[1]

（其野芋根，山东人名魁芋。人种芋，三年不收，亦成野芋。并杀人[2]。）

【校注】

[1] 吴本作"误食野芋烦毒欲死，亦用前方治之"。

[2] 吴本作"其野芋根，生东人名魁芋。人种，三年不收，亦成野芋。并杀人"，大字正文。

蜀椒闭口者，有毒，误食之，戟人咽喉，气病欲绝[1]，或吐下白沫，身[2]体痹冷[3]，急治之方[4]

肉桂煎汁饮之[5]。多饮冷水一二升[6]。或食蒜；或饮[7]地浆[8]；或浓煮豉汁饮之，并解[9]。

【校注】

[1] 吴本"气病欲绝"作"气欲便绝"。

[2] 邓本"体"上之字残损，俞本、赵本、徐本作"身"，兹据录正。吴本作"人"。

[3] 吴本"身体痹冷"作"人体痹冷者"。

[4] 吴本无"治之方"，"急"属下读。

[5] 吴本作"煮桂汁饮之"，与上"急"属读。

[6] 俞本无"多饮冷水一二升"。

[7] 吴本"饮"作"服"。

[8]邓本"浆"上三字残损，俞本、赵本、徐本作"或饮地"，兹据录正。吴本作"或服地"。

[9]吴本"或浓煮豉汁饮之，并解"作"或浓煮豉汁解之"。

正月，勿[1]食生葱，令人面生[2]游风。

【校注】

[1]邓本"食生葱"上三字残损，吴本、俞本、赵本、徐本作"正月勿"，兹据录正。

[2]吴本"生"作"上起"。

○二月，勿食蓼，伤人肾。

○三月，勿食小[1]蒜，伤人志性。

【校注】

[1]邓本"蒜"上三字残损，吴本、俞本、赵本、徐本作"勿食小"，兹据录正。

○四月八月，勿食胡荽，伤人神。

○五月，勿食[1]韭，令人乏气力。五月五日，勿食一切生菜，发百病[2]。

【校注】

[1]邓本"韭"上一字残损，吴本、俞本、赵本、徐本作"食"，兹据录正。

[2]吴本无"五月五日，勿食一切生菜，发百病"。

○六月七月，勿食茱萸，伤神气。

〇八月九月，勿食姜，伤人神。

〇十月，勿食椒，损人心，伤心[1]脉。

【校注】

[1] 吴本"心"作"血"。

〇十一月十二月，勿食薤，令人多涕唾。

〇四季，勿食生葵，令人饮食不化，发百[1]病。非但食中，药中皆不可用[2]，深宜[3]慎之。

【校注】

[1] 吴本"百"作"宿"。

[2] 吴本"药中皆不可用"作"药丸汤散亦不可用"。

[3] 吴本"深宜"作"宜深"。

〇时病差未健，食生菜，手足必肿。

〇夜食生菜，不利人。

〇十月，勿食被霜生菜，令人面无光，目涩，心痛腰疼，或发心疟。疟发时，手足十指爪皆青，困委。

〇葱、韭初生芽者，食之伤人心气。

〇饮白酒，食生韭，令人病增。

〇生葱不可共蜜食之，杀人。独颗蒜弥忌。

〇枣合生葱食之，令人病。

〇生葱和雄鸡雉、白（大）[犬][1]肉食之，令人七窍经年流血[2]。

【校注】

[1] 吴本、赵本、徐本"大"作"犬"，义长，据改。

[2] 吴本"流血"作"血流"。

○食糖蜜后，四日内食[1]生葱、韭[2]，令人心痛。

【校注】

[1] 吴本"食"下有"著"。

[2] 俞本、赵本"韭"作"蒜"。

○夜食诸姜、蒜、葱等，伤人心。

○芜菁根，多食令人气胀。

○薤，不可共牛肉作羹食之，成瘕病。韭亦然。

○蕈，多（病）[食][1]动痔疾。

【校注】

[1] 吴本"病"作"食"，义长，据改。

○野苣，不可同蜜食之[1]，作内痔。

【校注】

[1] 吴本无"之"。

○白苣，不可共酪同食，作𧎼虫。

○黄瓜，食之发热病。

○葵心，不可食，伤人，叶尤冷，黄背赤茎者，勿食之。

○胡荽，久食之，令人多忘。

○病人不可食胡荽及黄花（苿）[菜][1]。

【校注】

[1] 吴本、俞本、赵本、徐本"苿"并作"菜"，义长，据改。

○芋，不可多食，动病。

○妊妇[1]食姜，令子馀指。

【校注】

[1] 吴本"妊妇"作"妊娠妇人"。

○蓼，多食发心痛。

○蓼，和生鱼食[1]之，令人夺气，阴核[2]疼痛。

【校注】

[1] 吴本"食"作"噉"。

[2] 俞本、赵本"核"作"欵"。

○芥菜，不可共兔肉食之，成恶邪病。

○小蒜，多食伤人心力。

食（躁式）[蒜或]躁方[1]

豉，右浓煮汁饮之[2]。

【校注】

[1] 吴本作"食蒜或躁方"。俞本、徐本"式"亦作"或"。义长，据改。

[2] 邓本"煮汁"上文字残损，吴本作"浓煮豉汁饮之"，俞本作"豉，右浓煮汁饮之"。兹据俞本录正。

钩吻，与芹菜[1]相似，误食之，杀人，解之方（《肘后》云：与茱萸食芥相似）。

莽苴^[2]八两

右一味，水^[3]六升，煮取二升^[4]，分温^[5]二服。（钩吻生地，傍无它草，其茎有毛者，以此别之^[6]）

【校注】

[1] 邓本"相似"上部残损，吴本、赵本、徐本作"钩吻，舆芹菜"，兹据录正。俞本"钩"误作"钓"。

[2] 邓本"八两"上部残损，吴本、俞本、赵本、徐本作"莽苴"，兹据录正。

[3] 邓本"六升"上部残损，《中华再造善本丛书》影印北京大学藏邓珍本误将前页"或食蒜"叠印于此。吴本、俞本、赵本、徐本作"右一味水"，兹据录正。

[4] 邓本"升"上三字残损，吴本、俞本、赵本、徐本作"煮取二"，兹据录正。吴本下有"去滓"。

[5] 吴本"分温"作"分为"。

[6] 邓本"以此"之下残损，吴本、俞本、赵本、徐本作"别之"，兹据录正。按，吴本作"其钩吻生地，傍无佗草，其茎有毛，以此别之"，大字正文。俞本"傍无佗草"作"仿无草"，赵本作"仿屋草"，徐本"它"作"他"。

菜中^[1]有水莨菪，叶圆而光^[2]，有毒，误食之，令人狂乱，状如中风，或^[3]吐血。治之方

甘草煮汁^[4]，服之即解。

【校注】

[1] 邓本"有水莨菪"之上残损，吴本、俞本、赵本、徐本作"菜中"，兹据录正。

[2] 俞本"光"误作"先"。

[3] 邓本"吐血"之上残损，吴本、俞本、赵本、徐本作"或"，兹据录正。

[4] 俞本"煮汁"上有"右"。

春秋二时[1]，龙带精入芹菜中，人偶食之，为病，发时手青[2]，腹满痛不可忍，名[3]蛟龙病。治之[4]方

硬糖二三升。

右一味，日两度服之，吐出如蜥蜴三五枚，差[5]。

【校注】

[1] 吴本"春秋二时"上有"凡"。

[2] 俞本"青"误作"背"。

[3] 吴本无"名"。俞本"名"误作"各"。

[4] 吴本无"治之"。

[5] 吴本作"服硬糖二三升，日两度，吐出如蜥蜴三五枚，差"。俞本无"差"。

食苦瓠中毒治之方

黍[1]穰，煮汁[2]，数服之，解。

【校注】

[1] 邓本"黍"字上部残损，吴本作"黍"，兹据录正。

[2] 俞本"煮汁"上有"右"。

扁[1]豆，寒热者不可食之。

【校注】

[1] 吴本"扁"作"藕"。

○久食小豆，令人枯燥。
○食大豆屑[1]，忌嗷猪肉。

【校注】

[1] 俞本、赵本"食大豆屑"作"食大豆等"。

○大麦，久食令人作癣[1]。

【校注】

[1]癣：疥也。吴本"癣"作"癖"。

○白黍米，不可同饴蜜食，亦不可合葵食之。
○莜[1]麦面，多食之，令人发落。

【校注】

[1] 吴本"莜"作"荞"。

○盐，多食，伤人肺。
○食冷物，冰人齿。
○食热物，勿饮冷水。
○饮酒食生苍耳，令人心痛。
○夏月大醉汗流，不得冷水洗著身及使扇，即成病。
○饮酒，大忌灸腹背[1]，令人肠结。

【校注】

[1] 吴本"大忌灸腹背"作"勿灸腹背，大忌"。

○醉后勿饱食，发寒热。

○饮酒食猪肉，卧秫[1]、稻穰中，则[2]发黄。

【校注】

[1] 俞本"秫"作"禾"。

[2] 吴本无"则"。

○食饴[1]多饮酒，大忌。

【校注】

[1] 吴本"饴"作"锡"。俞本误作"治"。

○凡水及酒[1]，照见人影动者，不可饮之。

【校注】

[1] 吴本作"凡酒及水"。

○醋，合酪食之，令人血瘕。

○食白米粥，勿食生苍耳，成走疰。

○食甜粥已，食盐即吐。

○犀角（筋）[筯][1]搅饮食沫出，及浇[2]地坟起者，食之杀人。

【校注】

[1] 吴本、赵本"筋"作"筯"，义长，据改。

[2] 邓本"地坟起者"上二字残损，吴本、俞本、赵本、徐本作"及浇"，兹据录正。

饮食中毒[1]烦满治之方

苦参三两[2]　　　　　苦酒乙升半[3]

右二味，煮三沸，三上三下[4]，服之吐食出，即差。或以水煮，亦得。

【校注】

[1] 邓本"烦满"上四字残损，俞本、赵本、徐本作"饮食中毒"，兹据录正。吴本"饮食"上有"凡"。

[2] 邓本"苦酒"上部残损，俞本、赵本、徐本作"苦参三两"，兹据录正。吴本作"苦参叁两，切"。

[3] 吴本作"苦酒壹升半"。

[4] 邓本"下"之上部残损，吴本、俞本、赵本、徐本作"右二味，煮三沸，三上三"，兹据录正。又，吴本下有"去滓"。

又方[1]

犀[2]角汤亦佳。

【校注】

[1] 邓本此行残损，吴本、俞本、赵本、徐本作"又方"，兹据录正。

[2] 邓本"角"上之字残损，吴本、俞本、赵本、徐本作"犀"，兹据录正。

贪食[1]，食多不消，心腹坚满痛。治之[2]方

盐乙升　　　　　水三升

右二味，煮令盐消，分三服[3]。当[4]吐出食，便差。

【校注】

[1] 吴本"贪食"上有"治"。

[2] 吴本无"治之"。

[3] 吴本"分三服"作"分为三"。

[4] 吴本"当"作"法当"。

礜石生入腹,破人心肝。亦禁水[1]。

【校注】

[1] 吴本"亦禁水"在下条"以水服,杀人"后。

○商陆[1],以水服,杀人[2]。

【校注】

[1] 吴本"商陆"作"当陆"。

[2] 吴本下有"礜石亦禁水"。

○葶苈子[1],傅头疮,药（成）[气][2]入脑,杀人。

【校注】

[1] 邓本"葶苈"下一字残损,吴本、俞本、赵本、徐本作"子",兹据录正。

[2] 吴本"成"作"气",义长,据改。

○水银,入人耳及六畜等,皆死。以金银[1]著耳边,水银则吐[2]。

【校注】

[1] 邓本"以"下二字残损,吴本、俞本、赵本、徐本作"金银",兹据录正。

[2] 吴本"吐"作"出"。

○苦练[1]，无子者，杀人。

【校注】

[1] 吴本"苦练"作"苦楝"。

凡诸毒，多是假毒以投[1]（元）[之][2]，知时，宜煮甘草、荠苊汁饮之，通除[3]诸毒药。

【校注】

[1] 俞本"投"误作"损"。

[2] 吴本"元"作"之"，义长，据改。

[3] 邓本"通"下一字漫漶，吴本、赵本、徐本作"除"，兹据录正。

新编金匮方论卷下[1]

【校注】

[1] 吴本作"金匮要略方卷下"。俞本作"新编金匮要略方论卷之下"。

附 《新编金匮方论》目录

《新编金匮方论》目录

《新编金匮方论》方剂索引